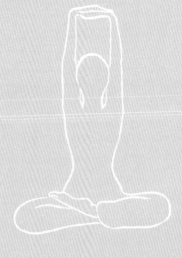

Sit With Less Pain :

Gentle Yoga for Meditators and Everyone Else

給禪修者與久坐者的
瘞痛舒緩瑜伽

琴恩・厄爾邦 Jean Erlbaum　著

賴許刈　譯

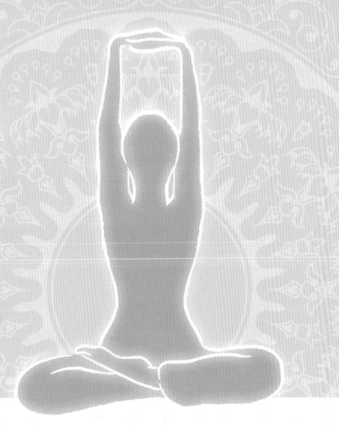

獻給我親愛的朋友、寫作上的恩師、共修佛法的好姊妹
金妮·扎伊格（Genie Zeiger，一九四三－二○○九）：
　　　　謝謝妳在生命中的最後幾個月，
　　　　無私地把有關這本書的點子分享給我；
　　　　並回來坐在我的左肩上，
　　　　悄悄在我耳邊說著妳的建議，
　　　　直到本書大功告成。

「心如風，身如沙；觀沙貌，知風向。」

——《感應、感覺與動作：身心技法的經驗解剖學》

(*Sensing, Feeling, and Action: The Experiential Anatomy of Body-Mind Centering*)

作者波妮・班布里奇・柯涵（Bonnie Bainbridge Cohen）

目錄

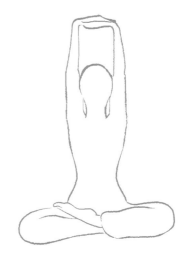

序

　　許多佛教修行者和老師終於能夠接受並讚賞哈達瑜伽的姿勢與動作，我覺得很令人振奮。事情本來不是這樣的。雖然現在的內觀禪修中心——或甚至精舍——會在它們的活動中提供瑜伽課程，但有些年輕人可能不知道，這種以身體為中心的修行法在過去往往是不被鼓勵，甚至受到勸阻的。一九七〇年代，當我開始接觸禪修，我的老師叫我別再練瑜伽了，並補充道：「坐禪就是一切。」

　　琴恩‧厄爾邦於一九六五年開始修行，一如她所分享的：「瑜伽被認為是嚴重偏離了修行的道路。」而我也像她一樣，想方設法要在禪修活動中偷練瑜伽。我會溜到寺院附近的樹林裡，或趁休息時間在浴室做幾個站姿的動作。為什麼？因為有效啊！以前，練瑜伽幫助了我。現在，它持續支撐我進行打坐的修煉。

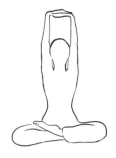

　　當然，反諷的是，有長達千年之久的時間，瑜伽被認為不過是一種讓身體、呼吸和心靈合一的練習（「瑜伽」這個字眼源自梵文的字根「瑜」，梵文「瑜」的意思就是「合一」），而那也正是我們坐在蒲團上時意圖達到的目標。我

們的老師和同修似乎都不記得佛陀也是一個瑜伽士！

時至今日，瑜伽已蔚為主流，並且變得商品化，估計約有兩千萬名以上的美國人練瑜伽。「瑜伽」已成為哈達瑜伽的姿勢（體位法）與動作的同義詞，而哈達瑜伽是一種相對新近的瑜伽形式。追溯起來，它是十九、二十世紀之交才興起，而且往往和心靈的層面分離。一般而言，當某人說他練瑜伽時，指的是練瑜伽姿勢，亦即肉體的層面。但我們不妨提醒自己，正宗的瑜伽牽涉到禪坐所修來的覺悟。一旦明白這一點，姿勢的練習便一如厄爾邦所教誨的：「非但沒有脫離禪修，而且正是一種禪修。」

我很高興看到這是她的方法，因為這也是我的方法。事實上，我稱呼我的哈達瑜伽練習法為「正念瑜伽」，而非「專注瑜伽」，正是因為重點在於以姿勢的練習為媒介，產生更大的覺知。重點不那麼在於專注做到某個姿勢，因為那份專注是伴隨著姿勢的練習而來的。厄爾邦也同樣寫道：「藉由完全投入每個姿勢特定的感官知覺中，我們創造出讓平日紛亂的心思淨空、讓身體超越往常的束縛、讓意識突破『我執』的可能。」

這一切都不是要否定或貶低哈達瑜伽在身體健康方面許多廣為人知的益處。對禪修人士而言，從減壓到增強免疫系統，從舒緩肌肉與關節疼痛到增強血液循環與心肺健康，我們這些練習打坐的人哪個不曾肩頸或背部痠痛、僵硬？我們有多少人沒有髖關節或膝關節疼痛或手腳血液循環不良？帕坦加利（Patanjali）在《瑜伽經》（*Yoga Sutras*）中談到

防「痛」於未然。練習哈達瑜伽既可舒緩目前既有的疼痛問題，在持續而均衡的練習之下，亦可預防未來可能的疼痛。

在這本練習大全中，厄爾邦提供了易如反掌的實用技法，包括恰當的呼吸技巧，以及各種各樣能在瑜伽墊或椅子上練習的伸展動作與姿勢，她都做了鉅細靡遺的可貴說明。從上半身（包括眼睛、下巴、脖子、肩膀和上背部）到人體的中段，再到大腿、膝蓋、足踝和腳，她依據各個特定部位分門別類呈現練習動作，這對讀者很有幫助。我也很高興看到她強調要把「放鬆」當成一種「練習」的重要性。太多學生沒能明白放鬆確實需要特別下工夫來練習。

在本書的第二部分，厄爾邦提出時間長度不等的各種連續動作，有在瑜伽墊上練習用的，也有在椅子上練習用的。這些連續動作或者用來放鬆，或者用來提神，或者特別針對一些「熱門」的緊繃、不適、疼痛部位。而她從頭到尾都以充滿同理心與自信心的口吻講授，展現出她是一位經驗老到的瑜伽老師與練習者，並且深諳現代人持家的生活壓力。當她分享說她有「趁小孩午睡搶時間練瑜伽的記憶」時，我不禁會心一笑，因為我也必須一直配合我家小丫頭的作息調整練習時間！

道元禪師說坐禪是「放鬆和喜悅的極致法門」。對許多練習者來說，事實恐怕不然！對練習坐禪而希望從中體驗到放鬆與喜悅的瑜伽人來說，本書提供了很好的資源。對練習哈達瑜伽而想要學習坐禪的瑜伽人來說，它也很有參考價值。它簡單明瞭地呈現如何運用他們已經很熟悉的動作，來

爲「久坐」奠定穩固的基礎。琴恩・厄爾邦寫了這本書，而智慧出版社（Wisdom Publications）讓大家能夠讀到這本書，我很欣賞也很感激。願它爲許多人帶來大大的放鬆與喜悅！

法蘭克・裘德・巴奇歐（Frank Jude Boccio）
——《正念瑜伽：結合佛法與瑜伽的身心雙修》作者

前言

　　在這本書裡，我提供的不只是舒緩緊繃或疼痛的實用伸展，也是讓心靈以禪修的形式在身體裡入定的動作。練瑜伽有許多益處廣為人知——透過放慢和加深呼吸來減壓，鎮定神經系統和放鬆肌肉、韌帶與肌腱，增強人體所有系統的效能，強化免疫系統並平衡整個荷爾蒙系統，促進體內所有液體的流動（包括血液、淋巴液、脊髓液等等）。此外，深呼吸能加強消化、呼吸和循環系統的機能，並按摩所有內臟器官。許多人仰賴瑜伽預防或修復背部或關節的創傷，以及矯正和強化肌肉與骨骼。幾千年來，瑜伽士都知道練瑜伽讓他們常保健康、強壯。隨著西方做出更多的研究，經過證實的益處清單也越來越長。

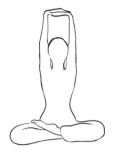

　　對於我們這些長時間打坐的人來說，瑜伽尤其有特定的益處。為能在打坐時保持舒適，人體有一些特定的部位需要透過矯正來維持彈性與力量。許多人反應有肩頸痠痛、背部或腰部無力、髖關節緊繃或膝蓋劇烈疼痛的問題。我聽過一些坐禪的人說他們手麻腳麻、眼睛疲勞或頭痛。每個人都有需要加強的區域和不堪負荷的部位。好消息是簡單的瑜伽練

習就能預防和治療這當中的許多問題。

　　瑜伽最重要的一個益處，就是它引導練習者覺知自己身體當下的狀態——哪裡痛、哪裡舒服、個人特有的呼吸和心跳節奏是什麼。為了達到覺知，我們不能只是去想它，不能只是去注意它，而必須是完全進入膝蓋陣陣抽痛和呼吸一起一伏的知覺裡。我們不去迴避身體的不適，而是把每一種知覺都當成當下狀態的某個面向來品味。這讓我們能更清楚地看見緊繃的地方，進而讓我們更有機會完全接受並放鬆這些地方。釋放之道帶領我們貼近地認識身體、心靈、情緒、習慣和模式層層疊疊的連帶關係。瑜伽的伸展和深呼吸給予我們機會辨認這些關係的癥結所在，進而或者解決它們，或者找到辦法有技巧地面對它們。

　　瑜伽能帶領我們來到每一個真真切切的當下。當我們將全副注意力都擺在前彎的動作上，就能把所有關於背部之前是怎麼了、應該怎麼做的判斷、會不會更嚴重的擔憂或如何改善等等的胡思亂想都丟下。當下有的只是伸展、呼吸和任何浮現出來的身體變化或覺知。這種練法的瑜伽非但沒有脫離禪修，而且正是一種禪修。藉由完全投入每個姿勢特定的感官知覺中，我們創造出讓平日紛亂的心思淨空、讓身體超越往常的束縛、讓意識突破「我執」的可能。

　　我們可以為自己安排規律的瑜伽時間，體會一下練瑜伽對禪坐和日常生活雙方面的助益。我們可以發展一種更廣義的瑜伽——一種在行走坐臥、洗碗盤或夜裡上床睡覺時都和我們的身體搭配得天衣無縫的能力。我們可以培養正念，覺

察伴隨著每個動作而來的改變，以及就算經過一整天的活動下來也依然保有的平靜。

我在禪修營教瑜伽已經超過三十年。我最常聽到的回饋是一個不痛不緊的身體讓人坐得更輕鬆，也讓人心裡更平靜。瑜伽不只幫助我們覺知身體與心靈的活動，還更進一步讓我們能夠「身心合一」，實現這個我們向來就是的一個「整體」。我希望這些伸展動作就像幫助我一樣地幫助各位，讓我們在各種狀況下都能坐得穩穩當當，活得優雅又靈巧。

1 基本說明

　　進行本書中的活動時，請好好傾聽身體的聲音，並尊重它的極限。舉例而言，如果你有高血壓或青光眼的宿疾，不妨略過或調整需要把頭往前垂下的動作。如果最近髖部、膝蓋或肩膀動過手術，不妨避免會對受到影響的關節造成壓力的姿勢。如果有孕在身，有些姿勢會對妳格外有幫助，有些姿勢則最好避免。比方說本書中某些姿勢的模特兒是一位名叫蘇姬的美麗孕婦，她在懷孕第四個月擔任某些姿勢的模特兒，在第八個月又示範了其他的動作。她將這些姿勢修改成適合她的版本，並按照她的需求使用了提供支撐的輔具。懷孕的前三個月過後，依胎兒的位置而定，許多孕婦覺得最好是略過那些需要平躺超過幾分鐘的動作。而尤其是在懷孕的前三個月過後，為了保護腹部肌肉，不建議做大動作前彎、後仰或扭轉脊椎的動作。

　　如果你對做任何這些伸展有所疑慮，請聯絡你的醫護人員或合格瑜伽老師。有時候你可能會覺得比其他時候伸展起來更容易。請儘管自行調整或略過你感覺不太對勁的動作。實驗看看什麼樣的活動方式適合你的身體。允許自己在每一

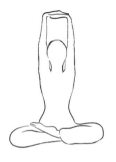

次練習中都徹底享受每一種適合你的伸展，而不要把瑜伽列在必做事項清單上，也不必勉強適應某些動作。

 ## 支撐輔具

每個人都有獨一無二的構造，所以在坐或伸展時，尊重我們的個別需求是很重要的。我們或許需要不時應付各種生理和情緒上的不適，但沒理由忍受可以避免的疼痛。基於這個原因，這本書從頭到尾都會提出可能的調整方式和能夠支撐你進行伸展的輔具。我們可以利用協助人體坐得又挺又舒適的輔具，來加強我們的坐姿練習。許多瑜伽動作在瑜伽墊或椅子上都可以進行。如果你偏好椅子的版本，請確保你有一張舒適而穩固的椅子。就某些動作而言，有扶手的椅子比較好用，但某些動作則是沒有扶手的椅子做起來比較順。平衡而牢固的輪椅上是一個練習伸展的好地方，按照動作的需求運用腳凳或腳踏板。

不妨隨手準備以下的支撐輔具以備不時之需：瑜伽帶（或任何你家裡有的長條形帶子）、瑜伽磚、瑜伽枕、蒲團（打坐用的墊子）、摺疊枕、毛巾和毯子。放鬆休息時，你或許會想放上眼枕，眼枕的尺寸恰可遮住眼睛、擋住光線。這些眼枕一般是絲質的，裡面往往填滿亞麻籽，有的帶有薰衣草香，據知可以安定神經系統。盡情實驗看看。我聽過有人表示大大受惠於日常用品，例如家具、流理臺、沙發坐墊等等，都是伸展上很好的輔助工具。請確保你所使用的輔具

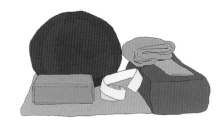

能增加而不會減損你的穩定度。

 ## 椅子或墊子：怎麼坐

無論選擇坐在椅子上或墊子上，都要把身體坐正，讓脊椎保持自然的弧度。髖部應該在肩膀正下方，肩膀應該在耳朵正下方。慢慢把後頸拉長，肩膀往下垂，遠離耳朵。如此一來，胸腔就會順勢打開，呼吸隨之順暢。這種姿勢上的矯正能創造出有益於「坐」的身心狀態。以本書而言，在椅子上坐直稱之為「坐立山式」。

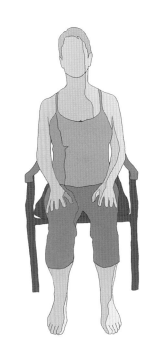

　　坐在椅子或地板上時，屁股底下墊個墊子讓骨盆稍微前傾對人體是有幫助的。如果是坐在地板上，你可以用蒲團。如果是坐在椅子上，你可以用一塊比較薄的坐墊或楔型墊。你也可以用傳統的禪凳，禪凳通常是一個簡單的木頭凳子，特別為打坐而設計，一樣能幫助骨盆傾斜。

　　所謂的「進階」坐法並不會為我們的打坐加分。實驗看看怎麼坐能讓你保持後腰的自然曲線並讓脊椎伸長。採取任何傳統坐姿時，試試看不同的支撐輔具，或將各種輔具搭配起來，以輔助相關的人體部位。舉例而言，採取半蓮花坐的姿勢時，在膝蓋下方放一個小墊子把膝蓋墊高一點，有助於固定膝蓋並相對地防止拉扯到髖部。有可能的話，過程中換腿再坐也是個好主意。

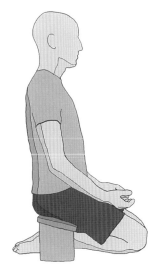

　　如果採取的是金剛坐（膝蓋彎曲，雙腿折起壓

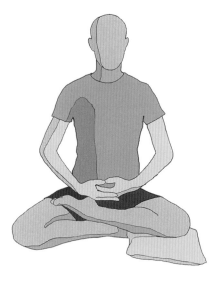

在臀部下方，用或不用凳子），把凳子或墊子的高度提高可放鬆後腰、髖部、膝蓋和足部的壓力。如有需要，你可以自行選擇在雙腳和膝蓋底下放個襯墊或摺起來的毛巾。

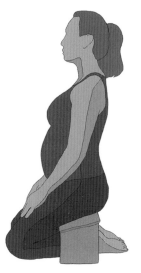 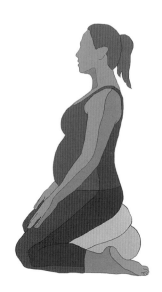

在展開坐式練習之前，先按摩腳踝、膝蓋和髖部關節。一坐下之後，則先左搖右晃一番。在進入坐姿的過程中善待你的身體，如此一來，你或許會坐得更舒服，也能連續坐得更久。

墊子瑜伽

挑選一個有空間可以充分活動的安靜地點以及合適的牢固襯墊（折起來的毯子、瑜伽墊或兩者都用），請確保你用來練習伸展的地方表面是平坦的。本書有些動作是躺在墊子上進

行，有些是站著練習，有許多是採取坐姿，並且在蒲團上做也行得通。

 ## 椅子瑜伽

背部或膝蓋受傷或無力的人，在打坐或伸展時尤其適合坐著。許多西方人都不習慣坐在地上，而可能會覺得在椅子上比較舒服。

　　許多傳統上在地板上進行的動作都能輕易在椅子上進行。如有需要將某個動作轉換成椅子版本的調整或指示，我會特別加以說明，否則請假設該動作在墊子或椅子上皆可進行。有些地板動作轉換成椅子瑜伽並不理想，針對這些動作，我會提出具有類似效果的替代動作。為能在伸展時保持平穩，不妨把椅子放在瑜伽墊上或靠著牆壁。就某些動作而言，有扶手的椅子可提供額外的支撐；就某些動作而言，沒扶手的椅子則可提供更多伸展的空間。請針對個別動作選擇效果最好的椅子。

　　如果坐在椅子上，請確保你的腳和坐骨感覺牢固而穩當。如果你忍不住想往後倒在椅子上，請記得這樣會擾亂脊椎自然拉直的狀態，而且如果常常這樣做，背部肌肉會變得衰弱。請用穩固、牢靠而舒適的椅子。直背餐椅或課椅會比有墊軟椅更能幫助你保持脊椎挺立。如果你覺得背部彎曲或無力，試試看在後腰和椅子之間放一塊墊子或捲起來的毛巾。如果你的腳搆不著地，請在腳底放墊子提供支撐。

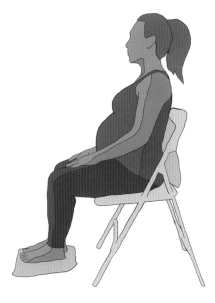

 ## 錄音

如果你發現自己必須一直中斷動作去查看書裡的內容，不妨自行誦讀、錄下一系列動作的指示。這有助於讓瑜伽變得更像是禪修（而不是按部就班的運動）。在放鬆而深沉地進入這些練習之時，聆聽「全身掃描」和「大休息」的錄音檔或許格外有幫助。關於搭配本書的墊子和椅子瑜伽CD資訊，請見本書最後的建議參考資料。

 ## 伸展

本書的練習是設計來放鬆有時會阻礙打坐的關節，以及在久坐之後容易變得緊繃的肌肉。這些動作有益於整體健康、耐力和思路的清晰。本書的動作相當溫和，應該對多數人來講都沒問題，但在伸展時請切記您的自身安全與舒適。

　　飽餐後至少隔二到三個小時再做伸展通常比較舒服。練瑜伽不一定要穿昂貴的全套瑜伽服，但寬鬆、舒適的衣物眞的有差。舉例來說，運動長褲或寬鬆的短褲都很棒，但很緊的皮帶或綁手綁腳的首飾就不太妙了。以站姿而言，光腳最好，因爲襪子或褲襪可能會滑。

　　在本書接近尾聲的地方，我提出有關兩種放鬆練習的指示，一種在伸展前用，一種在伸展後用。請一定要將這些放鬆的時段包含在你的例行步驟之中，如此一來可大大加深練瑜伽的效果。

許多人感覺彈震式伸展似乎能讓身體伸展得更透徹。事實上，彈震的動作會縮短肌肉而產生反效果。一旦你按部就班進入到某種姿勢之後，我建議你竭盡所能停在那裡。所謂「竭盡所能」，是指維持在極致，盡可能地伸展開來，而這個極致在你保持同一姿勢的過程中可能會改變。此外，在你保持同一伸展姿勢時，也要持續覺察在每個當下身心狀態自然而然的轉變。所謂「停在那裡」，是指在不勉強也不借助於彈震的狀態下，完全投入於那個伸展動作中。專注在呼吸的自然流動以及全身的細微感受上，有助於加強這種「竭盡所能的停在那裡」。

在多數的例子當中，我只針對人體的左半邊或右半邊給予指示，並建議你重複另一半邊的動作。希望我詳細的分解說明有助於按摩你的身體，讓它能做出最佳的伸展與矯正。即使我根據不同的人體部位將這些動作分門別類，多數的動作都能同時有益於人體的多個部位（畢竟，髖骨連接到腿骨，人體是環環相扣的）。事實上，當人體的任何一個部分得到釋放，全身都會鬆一口氣。

有許多形式的瑜伽強調各個動作的精準到位，這對保持姿勢的安全、發揮伸展的效用和增強肌肉的力量有幫助。但在本書中，我針對這方面的說明很有限。我想請讀者把焦點放在舒適、覺知和放鬆。儘管動作的精準到位有著明顯的益處，但若必須時時謹記要把某個人體部位放在哪裡或舉到哪裡，對於引發禪修的靈性體驗來講可能造成反效果，而後者才是本書的目標。

請把這些伸展當成你的練習不可或缺的一部分。本書的最後，我提出幾個姿勢結合而成的連續動作。建議你不妨每天練習這些連續動作，讓身體保持柔軟並預防損傷。此外也不妨特別注意一下什麼樣的伸展最適合你，在久坐前的準備和久坐後的放鬆，你可以選擇專門只做那些適合你的動作。

2 呼吸

禪修時，我們可能會數息，或者只是注意吸氣和吐氣。
針對禪修的指示往往是不要刻意改變呼吸，只要觀察吸氣和
吐氣的自然流動。但在練瑜伽時，我們和呼吸的關係則不一
樣，因為我們要刻意運用呼吸來讓身體就定位，繼而探索那
個姿勢。一般而言，吸氣時，人體會自然擴張、提高和拉
長；吐氣時，我們則能更容易地扭轉、放鬆和休息。

據說氣息是身體和心靈的橋樑，能讓我們放慢和加深呼
吸，並在伸展時想像把氣吸到人體特定的部位。即使不能真
的把氣吸到人體的各個部位，這種想像也能讓我們更加徹底
地投入於某個動作的執行和特定效果中。它能幫助我們察覺
到所有感官的感受，無論是舒服、難受，或者普普通通。藉
此，我們運用呼吸和覺知來加強伸展、確保安全，並更深沉
在身體內安定下來。

隨著吸氣而伸展時，我們可以觀想鮮血、氧氣和能量來
到正在伸展的部位。吐氣時，我們可以想像那個部位淨空
了，我們再也不需要的廢棄物隨著氣息釋放出來。我相信這
種關於吸氣和吐氣的觀想有著相當真實的生理、情緒和能量

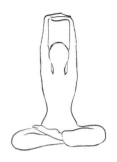

作用。身體的活動和集中的注意力創造出一種昇華作用，那是一種身、心、息合一的神奇境界，幾世紀以來的瑜伽士和數十年來的西方醫療研究者都知道。我們看到越來越多的證據顯示，透徹、深沉、有意識的呼吸能維持彈性，促進肺臟的機能和心血管系統的效能，並隨著肺部的擴張與收縮為其他器官提供很好的按摩。對禪修者而言，呼吸可以搭配伸展使用，或當成打坐前的預備動作。它可以成為修行不可或缺的一部分。

● **經鼻呼吸**：經由鼻子（而非嘴巴）吸氣可以加溫並過濾吸進來的空氣，因而比較不會對肺部造成刺激。經鼻呼吸會自然而然地讓呼吸和人體所有系統緩和下來，包括神經系統。

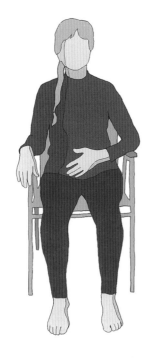

● **坐姿腹式呼吸**：下腹部（或丹田）被認為是重心之所在，也是武術上力量之所在。在坐下之初吸氣到腹部可為我們的練習帶來集中的力量。

　　花點時間注意一下你自然的呼吸方式。它是慢的、快的、深的、淺的、吸到胸部或腹部、經由鼻子或嘴巴？接著，等你覺得準備好了，就開始經由鼻子呼吸，把呼吸放慢，將雙手置於下腹部（位置盡可能地低，就放在恥骨上方），觀察腹部在吸氣時像氣球般膨脹，又在吐氣時癟下去。「把空氣吸到腹部」的指示，實際上是要請你吸氣到肺部最下面的部分。當我們的下肺部藉此而擴張時，橫隔

肌就被下壓到腹腔。這會給你一種在肚子裡吹氣球的感覺，並且不只讓呼吸更深入，對消化器官而言也是很好的按摩。練習幾輪的腹式（或丹田）呼吸，直到你覺得這樣很自然也很容易為止。

許多人將這個緩慢而深沉的腹式呼吸法和禪修結合在一起，無論是打觀想禪或公案禪，又或者只是觀察吸氣、吐氣、吸氣、吐氣和腹部的膨脹、收縮、膨脹、收縮。這種深沉的腹式呼吸可以成為內在／外在、自我／他人、開悟／迷惑之間的旋轉門。

● **臥姿腹式呼吸**：如果對你來說坐著很難深呼吸，那在一開始不妨先躺著練習。在一段伸展操的開始或結尾，或在上床睡覺之前，都可以輕易融入這個步驟。只要確保躺得舒適，有很好的支撐，並且是在一個平坦的表面上。躺平時，如果覺得下背部不舒服，你可以把膝蓋彎起來，讓腳離地或離床六到八英寸高。

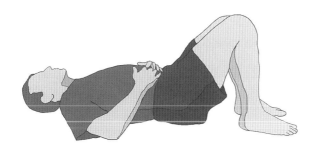

對許多人來說，躺下之後，在膝蓋下方放一個瑜伽枕、蒲團或捲起來的毛巾會更舒適。當躺著進行時，這種

類型的呼吸可發揮天然鎮定劑的作用；坐著進行時則可能
比較提神，並附帶前述各項益處。

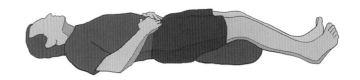

● **三段式深呼吸**：結束腹式呼吸之後，你可以繼續進行更徹
底、更深沉的呼吸。記得下背部和肩膀要保持放鬆地往地
面下沉，後頸拉長，下巴貼胸。如上所述地吸氣到腹部，
雙手置於肋骨兩側，以指尖碰觸，感受肺部中段的擴張。
接著徹底把氣吐乾淨。請進行幾次兩段式呼吸──腹部和
肋骨（下肺部和中肺部），擴張而後收縮。

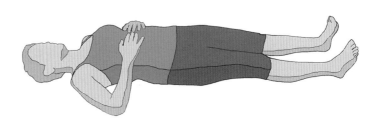

準備好要展開三段式深呼吸的最後一步時，可將雙手
置於胸口，手指輕觸鎖骨，藉以感覺氣息進入上肺部。每
吸一口氣，鎖骨就會提高。

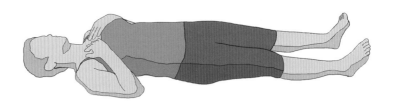

進行幾次的三段式深呼吸──首先吸氣到腹部，接著是肋骨，最後是胸腔。吸飽氣之後閉氣，接著慢慢吐氣，依序縮小胸腔、肋骨，最後是腹部。讓氣息以這樣的方式進出，直到它變成一口又長又慢又美妙的三D氣息。隨你的心意，想做這個緩慢、深沉、徹底的呼吸多久就做多久。

當我們還是小嬰兒時，自然而然就會隨時隨地保持徹底的呼吸，練習三段式深呼吸可以讓人重新養成這種習慣。如果是在很疲倦時練習，三段式深呼吸可以帶領我們進入沉睡之中。

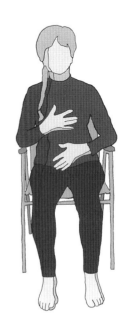

坐著練習三段式深呼吸也是可行的。當身體或心靈感到不平靜，搭配緩慢、深長的呼吸進行打坐能讓我們的身心轉換成一個比較平靜的狀態。徹底的深呼吸有助於將旺盛的精力從紛亂的頭腦轉移到人體較為冷靜的中心。

一旦在躺著進行時已變得輕而易舉，這些呼吸練習就能成為支撐我們打坐的一部分工具。我們可以按照不同的需求運用這些呼吸練習的不同版本。

● **換邊經鼻呼吸**：如果你格外感到焦躁不安，不妨以換邊經鼻呼吸的方式，進行前述任何一種緩慢的深呼吸。據說以這種方式呼吸能平衡左腦和右腦，並穩定整個神經系統。

用來輔助這種呼吸方式的傳統手勢，是將你慣用的那隻手的食指和中指彎至拇指底部，同時拇指、小指和無名指保持伸直。接著，用拇指和最後兩根手指交替按住鼻

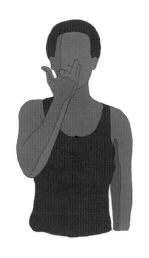

翼、閉住鼻孔。如果你是右撇子，你會從經由兩邊鼻孔一起吸氣開始，接著以右拇指閉住右鼻孔，並經由左鼻孔呼氣。準備好之後，再經由左鼻孔吸氣，以右手的小指和無名指閉住左鼻孔，舉起右拇指，經由右鼻孔呼氣。準備好之後，換邊經由右鼻孔吸氣，然後以右拇指閉住右鼻孔，舉起另外兩根手指，經由左鼻孔呼氣。看你想做這個緩慢的換邊深呼吸多久就做多久，最後以經由左鼻孔呼氣結束。

如果你是左撇子，請用左手反向依序做一樣的動作。

如果對你而言這種傳統手勢會讓這個練習變得太複雜，請自由運用任何能流暢地輪流閉住兩邊鼻孔的手勢。除了肢體動作之外，不妨也在心理上添加一點達到平衡與和諧的感覺——右邊和左邊，吸氣和呼氣，身體和心靈，不偏不倚。

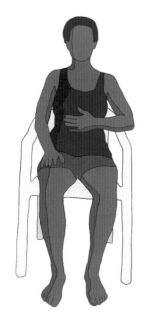

● **快速提神呼吸**：如果你覺得很睏或精神渙散，不妨嘗試做幾個快速的淺呼吸，經由鼻子吸氣和呼氣，並強調呼氣的部分。縮起腹肌和橫隔膜有助於把氣推出來並刺激丹田。放鬆腹肌則能讓肺部擴張，並自然而然、毫不費力地充滿新鮮的空氣和活力。

這種呼吸方式以挺直坐姿進行效果最佳。一手放在大腿上，另一手放在上腹部，感覺腹肌和橫隔膜的動靜。當你覺得以這種方式呼吸得很順之後，再將雙手置於大腿上，以助上半身的所有部位（只除了上腹肌之外）保持不

動。針對某些瑜伽姿勢，我建議採取這種快速呼吸的模式，而不要用平常那種緩慢的深呼吸。實驗看看怎麼做能符合你每一個動作的需求。請以緩慢的深呼吸結束每一輪的快速呼吸，好讓你回到一個既沉著鎮定又可望較為神清氣爽的狀態。

 ## 搭配呼吸做伸展

有意識地以緩慢的深呼吸搭配每一個伸展，既可讓動作做得更輕鬆，亦可讓注意力更集中。一般多半建議在吸氣時進入某個伸展動作，並在呼氣時順勢放鬆。我通常建議每個姿勢停留三次緩慢深呼吸。如果你想快一點或慢一點結束某個姿勢，當然也可以隨你所需去調整。你可以利用這個協調呼吸、動作與休息的過程來持續探索你的伸展極限。這些練習可以讓意念專注在每個姿勢所帶來的細微身心轉變上。

　　所有這些呼吸法都可以在或不在墊子上練習，並對本書從頭到尾所提供的伸展動作有加強的效果。一旦駕輕就熟，我們的身體就會自然而然隨它的需要運用這些呼吸法。我們可以自行體會看看「氣息」和所有瑜伽伸展之間密不可分的關係。接下來，我們就可以放下對於做得「對不對」的牽掛，純粹只是自然伸展、自然呼吸。到了這個地步，呼吸和瑜伽便從機械化的肢體活動轉為深沉的禪修了。

3 上半身

本章的所有動作都可以在椅子上、瑜伽墊上或直接在蒲團上進行。以下插圖展示出某些可能的做法，請找出最適合你的形式。

 眼睛

有些人是閉著眼睛禪修，有些人則是保持雙眼輕輕微睜。有些人打坐時可能意念相當集中，有些人則必須一直把自己從瀕臨睡著或胡思亂想的邊緣拉回來。所有這些模式都可能為眼球或眼球後面的視神經帶來壓力，進而導致頭痛或眼睛痠澀、疲勞。要解決這種問題，有個簡單的辦法是做一系列放鬆眼周肌肉的眼球運動。

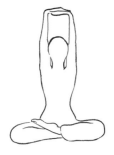

接下來的眼球運動有一點很重要，那就是頭部自始至終都要保持不動。如此一來才會只有眼球在動，下巴也能保持與地面平行，並讓眼球肌肉只在舒適的範圍內伸展。做這些眼球運動時，請把眼鏡（或隱形眼鏡）脫掉。在開始伸展之前或在任何連續伸展動作的過程中，將眼睛居中並閉上眼

睛。深吸一口氣，在吐氣時想像殘餘的壓力全都離開你的眼睛。

● **眼球的覺知**：脊椎挺直，以舒適而穩固的姿勢坐著。閉上雙眼，花時間注意一下它們的感覺。放慢呼吸，把注意力帶到眼球周圍和後面的區域，感受左右眼是否有任何不同，以及是否有任何可能造成眼睛疲勞的原因。

● **垂直眼球運動**：坐挺，睜開雙眼，集中視線。眼球慢慢地朝天花板和地面上下活動，來回十次。眼球回正之後，閉上眼睛，想像以深呼吸淨化它們。

● **水平眼球運動**：睜開雙眼，水平伸展眼球，橫向來回十次。結束之後，再次將眼睛居中並閉上雙眼，想像以深呼吸淨化它們。

● **對角線眼球運動**：你也可以從視線的右上角到左下角做對角線的眼球運動。接著休息一下，再從左上角活動到右下角，各自重複十次。放鬆讓眼球回正，暫停一下再呼吸。

● **環狀眼球運動**：睜開雙眼，眼球朝天花板往上吊，接著順時鐘慢慢繞一整圈。當這個動作越做越順、越做越容易，不妨嘗試繞圈繞得越來越快。結束之後，停在十二點鐘的位置，閉上雙眼，深吸一口氣，想像眼睛有種獲得釋放的

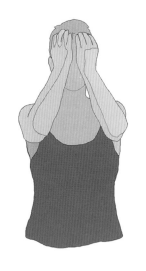

感覺。以逆時鐘方向重複相同的動作。

● **舒緩眼睛疲勞**：將手掌搓熱，接著以指尖壓在髮線上，手掌跟部置於顴骨上，搗住閉起的雙眼。再一次放慢呼吸，想像將眼睛一帶的疲勞或緊繃呼出去。如果你想，也可以用手指輕點或按摩眼周來做為結尾。藉此進一步舒緩眼睛，並注意一下這整套眼球運動是否帶來任何放鬆。

 ## 下顎

打坐時，有些人會遵從舌頭頂住上顎、雙唇閉起的傳統指示，儘管這個指示並沒有要你收緊下顎，但卻往往連帶產生這種緊繃的結果。不時放鬆下顎肌肉有助保持頸部、臉部和眼睛的放鬆。

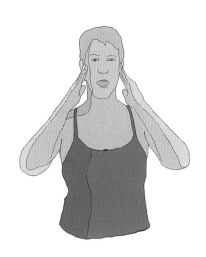

● **顳顎關節運動與放鬆**：顳顎關節位於耳朵前方的下顎頂端，按摩顳顎關節往往能緩和下巴的緊繃。有時這種自助按摩也能緩和頭痛以及頸部或眼睛的緊繃。除了按摩之外，不妨也搭配一點運動：在舒適的範圍內盡可能將下顎開到最大，接著一邊持續強勁地按摩顳顎關節，一邊把下顎合起來。重複五到十次。打開下顎，慢慢地橫向伸展下顎五到十次。如果下顎格外緊繃，熱敷也有幫助。

頸部

坐著時要保持頭部挺直可能是個挑戰，尤其如果在很累或有長期頸部肌肉緊繃問題的狀況下，又或者頸部或脊椎有任何不正時。把放鬆頸部肌肉當成瑜伽練習的一部分，或按照個人需求定時練習放鬆頸部肌肉，或許是個不可或缺的步驟。伴隨著肢體的放鬆，頭腦與身體之間的能量流動會更順暢。這往往會帶來思緒放慢、呼吸加深、感官覺知更敏銳的結果。

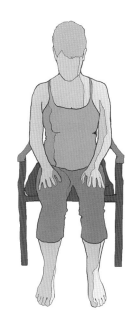

●**頸部前後伸展**：坐挺，肩膀聳至耳下，慢慢將肩膀朝你背後的牆壁壓過去，接著讓肩膀朝腰部垂下。保持脊椎的長度和胸口的寬度，下巴抵住胸口，讓頸背拉長。

　　保持這個伸展姿勢，沿著頸背肌肉呼吸。想像每一次吸氣都把各節頸椎之間的空間撐開，頭部則隨著每一次的呼氣再往前垂得更低一點。

　　吸氣，下巴抬向天花板，伸展頸部的前側。

　　持續四次在吐氣時將下巴壓低，在吸氣時抬高。

　　頭部停在居中的位置，脊椎拉長，胸口拉開。將氣吸進整個頸部，包括前頸和頸背。

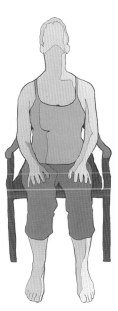

●**頸部左右伸展**：想像有一條線從你的脊椎底部緊緊地拉到頭頂。想像靠近天花板的地方有個人輕輕地把那條線越拉越高。保持這個姿勢的脊椎長度，把頭盡可能向右轉，接

著再把頭盡可能向左轉，輕鬆地左右轉動，下巴保持與地面平行。

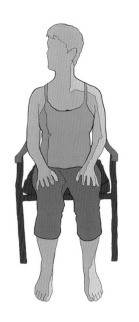 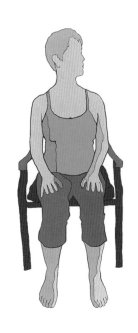

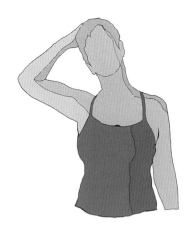

●**耳至肩頸部伸展**：從頭部擺正、居中的位置開始，聳起肩膀，接著將肩膀往後壓，再往下垂，保持脊椎拉長。右耳往右肩靠過去，要確保是以耳就肩，而非以肩就耳。

同時，右手繞過頭部，按住頭部左側，將頭部往右拉。左手指尖朝地板或椅子的左側伸直，伸到左臀旁邊或後面。左肩往上繞，往後繞，再往下繞。

如此一來，頸部左側順勢拉長。把氣吸進頸部左側，想像吸進去的氣息讓它變得更長。

放鬆讓頭頸回到居中的位置，慢慢呼吸，感受左右兩邊是否有任何不同。

準備好之後，換邊做一樣的動作。動作完成時，放鬆回到居中位置，吸氣到剛剛活動的部位，把氣吸到頸部和全身。

 ## 肩膀與上背部

長時間坐得挺直並將手臂保持在固定位置，可能會造成肩膀的緊繃，尤其是在長期處於緊繃或肩膀已有不正的情況下，而許多人都是如此。我們許多人的肩膀上都擔負著各種責任，這個區域因而一方面成為心理壓力的載體，另方面也成為反映壓力指數的量規。有些活動可以潤滑肩膀關節，並放鬆肌肉和相關組織。這裡提出一些既可一口氣連續做、亦可個別分開做的簡單伸展，這些伸展可以在墊子上或椅子上進行，只要坐姿舒適即可。

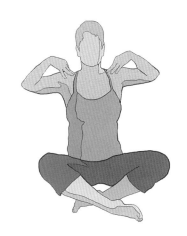

● **肩膀繞圈**：一開始先坐挺，雙手放在兩邊肩膀上，兩手手肘往前繞四圈，接著往後繞四圈。

為能讓肩膀繞得更大圈，請將兩手往相反的方向張開，手臂與地面平行，手肘微彎。手臂交替繞圈，往前繞四圈，動作猶如往前划水。接著往後繞四圈，動作猶如仰泳。

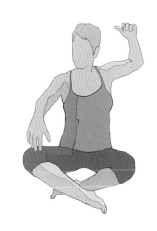

●**肘／肩運動**：雙手回到肩窩，手肘往兩邊張開，與地面平行，將氣飽滿地吸到背部中段和拉開的胸腔當中。手肘朝天花板舉起，伸展上手臂內側。接著手肘朝地板垂下，將肩膀往下拉，遠離耳朵。

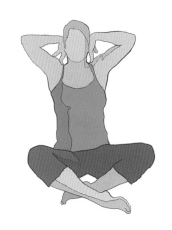
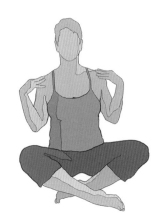

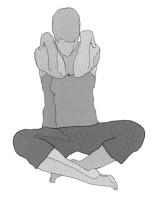

手肘回到原來的位置，與地面成水平。手肘往前靠在一起，下巴抵住胸口，背部拱起。把氣吸到拉寬的背部，讓肩胛骨之間有更多空間。

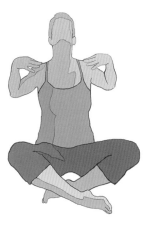

結束這個系列動作，手肘往後朝你背後的牆壁繞，讓肩胛骨擠在一起，同時順勢擴胸。下巴朝天花板往上抬，以緩慢的深呼吸更進一步擴張肺臟。

看你想重複這整套動作幾次就幾次。接著，手臂放鬆置於身體兩側，讓整個肩膀徹底放鬆。

●**肩膀伸展**：從相同的挺直坐姿開始，雙手手臂舉過頭，掌心相對，吸氣，伸展手臂與脊椎，打開肩膀關節。

　　右臂彎曲，右手垂至腦後，左手將右肘朝頭頂中心拉，此時右上臂應緊貼右耳。想像每一次吸氣都讓右肩關節更開闊。呼氣將所有的緊繃或僵硬吐掉。

　　放下右臂，右手置於背後，手肘彎曲，前臂與地面平行，掌心向外。左手抓住右前臂，此時右邊肩胛骨應該朝脊椎靠過去。將右臂往左拉，垂下右肩的同時往左看。將氣一路吸到右頸及右肩。

　　右臂放鬆搭在胸前，右手搭在左肩，左手將右肘往左肩推。轉頭向右看，擠壓右肩。如有可能，呼氣時進一步將下巴轉過右肩。

　　休息，吸氣到剛剛活動的部位，接著換邊重複這整套動作。

　　結束之後，身體回正，手臂再次置於兩側。稍事停頓，肩膀放鬆垂下，脊椎挺直。

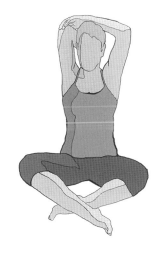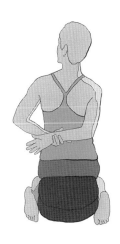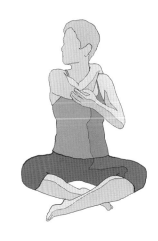

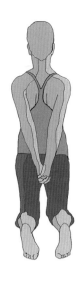

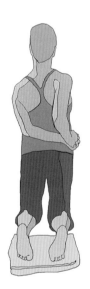

●**肩／胸系列**：這一系列的伸展可進一步放鬆肩膀和上背部，也有助於打開胸腔、活動雙手和強化背中間。

　　以任何你覺得舒適的方式坐挺。採取跪姿，膝蓋底下有厚實的襯墊比較理想。如果跪著對你來說不舒服，在椅子上或墊子上做這一系列的動作也可以。如果是用椅子，請朝椅子的前端坐。

　　一開始，先將肩膀往上繞再往後繞，接著放鬆垂下。雙手在背後交握，雙臂打直。接著彎曲手肘，左手背貼在右髖部上，再次將右肩往上、往後、往下繞。

　　吸氣，擴胸，右肘朝左肘擠過去。一邊持續將右肘朝左肘擠過去，一邊想像把氣吸到胸腔右側最上面四分之一的地方。擠壓背中間，右肩往下垂。深呼吸三次之後，將手臂放鬆置於兩側。

　　準備好之後，換邊做一樣的連續動作。

　　結束之後，再次將手臂放鬆置於兩側。為了放鬆得更徹底，將雙手和手臂甩一甩，整個上半身抖一抖。進入休息狀態，再次把氣吸到肩膀、雙手、身體前側和後背，感受一下氣息流過的地方。

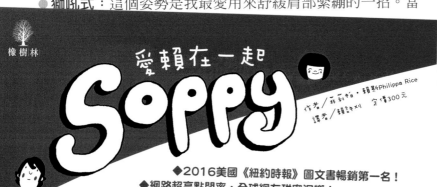

橡樹林

愛賴在一起
SOPPY

作者／菲莉帕·賴斯Philippa Rice
譯者／賴許刈 定價300元

◆2016美國《紐約時報》圖文書暢銷第一名！
◆網路超高點閱率，全球網友甜蜜迴響！
◆當你成為我日常生活的一部分，最動人的愛情才正式展開……
◆最懂你有多愛他的告白書，一定要送給最愛的他！

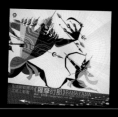

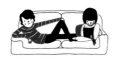

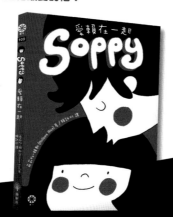

英國插畫家菲莉帕·賴斯（Philippa Rice）將她
與男友的日常時刻描繪成甜蜜纏綿的小插畫。她
詮釋的愛情，不一定是華麗的浪漫舉動，而是兩
人的閱讀時光、一起蓋一條毯子、一起去買東
西、小小鬥嘴這類微小幸福……賴斯對愛情甜蜜
的註解，吸引超過五十萬全球網友的迴響。

更多愛的故事

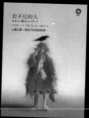

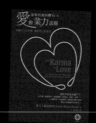

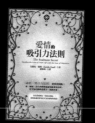

皮克斯動畫師之紙上動畫
《羅摩衍那》
定價720元

看不見的人
定價300元

當和尚遇到鑽石4—
愛的業力法則
定價450元

愛情的吸引力法則
定價280元

手部

手部長時間保持任一固定姿勢，不只影響手臂、雙手、手指和手腕的血液循環，也可能造成肩膀的緊繃。為了避免這些後果，並改善關節炎的棘手症狀，我們可以在每天的運動中加入簡單的手部與手指伸展。接下來的系列動作可以按照個人所需練習，或每天規律地做以保持柔軟靈活。

● **手指／手部／手腕伸展：**雙手往前伸，手臂與地面平行，掌心向下。先握拳再撐開手指，兩個動作輪流進行五次。

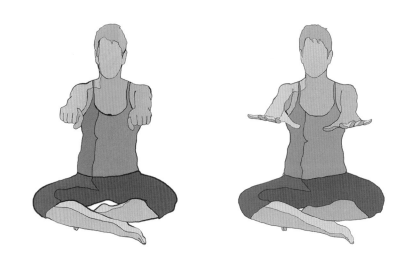

結束時握拳，手腕往上折、往下彎，來回五次。

將拳頭順時鐘、逆時鐘各繞圈五次。

再次伸展手指。手指張開，手腕往上折、往下彎，來回五次。

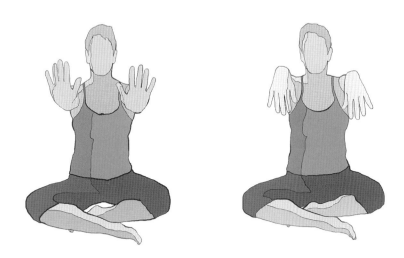

雙手手臂打直，手腕往上折，手指向上，雙手左右擺動。

手指往下朝向地板，現在掌心對著你的胸口。像雨刷那樣左右擺動雙手。

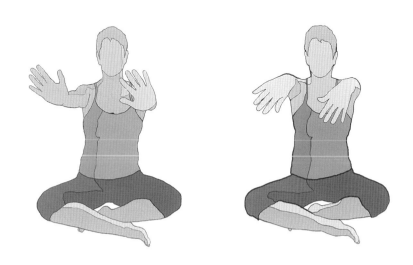

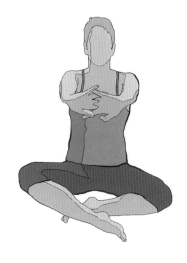

十指交扣，掌心朝你面前的牆壁壓，手肘打直，肩膀垂下、遠離耳朵。把氣吸到手臂和手腕，接著放鬆。

以另一手食指在上的方式再次十指交扣，掌心朝你面前的牆壁壓，手肘打直。把氣飽滿地吸到這個姿勢所帶來的知覺感受當中，接著再次放鬆。

手指、手、手臂、肩膀和頭部抖一抖，大聲地長長呼一口氣（啊～～），帶來更進一步的放鬆。手臂放鬆置於身體兩側，注意一下肩膀、手臂和手所得到的效果。

●**指壓法關節炎舒緩手部運動**：這一套強大的練習來自拉克什米・伏爾克（Lakshmi Voelker）的椅子瑜伽系列（更多資訊請見本書最後的參考資料），它對促進手部血液循環和舒緩關節炎症狀有不可思議的功效。以下動作要做三十六次，每一次都要盡可能強而有力。

一開始，先將手臂舉至前方，手肘彎曲，雙手握拳，兩拳從大拇指的那一面互擊。

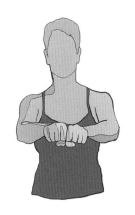
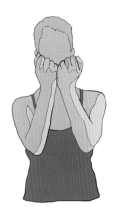
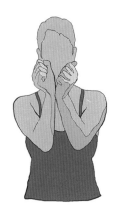

接著將拳頭往上翻，兩拳以小拇指那一面互擊。

現在，翻轉拳頭，讓兩拳面朝彼此，手腕內側互擊。

一手張開，翻轉，使掌心朝向天花板。握拳的那隻手以小拇指那一面，敲擊張開的那隻手掌心，接著換手再敲。

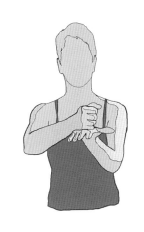

兩手張開，一手從虎口的位置扣進另一手，接著換手再扣。（孕婦請跳過這個步驟，拉克什米指出刺激虎口的穴道可能導致早產收縮。）

兩手保持撐開，十指交扣，其中一隻手用力扣進另外一隻手。暫停一下，再次互扣，這次換另一手的食指在上，用力扣進去。

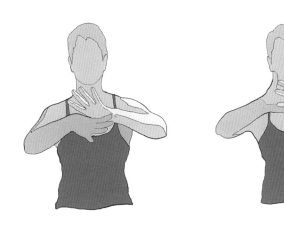

掌心向上將雙手置於大腿上，注意一下有沒有任何改變，尤其是手部的溫熱和血液循環的感覺。

4 人體中段

長時間打坐會對我們的脊椎、背中間、下背部和髖部造成很大的負擔。以下提出的建議動作有助放鬆緊繃的肌肉和關節，並強化能讓我們坐得舒適的組織。本章的某些動作可按照所述方式在椅子上或瑜伽墊上進行，需要不同或額外指示的椅子動作展示在下一章中。

脊椎

本書從頭到尾在不同的章節中都提出了脊椎扭轉運動，每一種都能帶來神奇的益處：放鬆緊繃的背部肌肉、按摩內臟和脊神經、促進新鮮的血液流到椎間盤、放鬆頸部和肩膀。在這裡，我想提出一個簡單的脊椎扭轉運動，要在打坐之前或之後做都可以。此外也提出一個能額外放鬆頸部和眼睛的進階變化版。

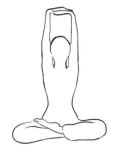

如果你知道自己的椎間盤有任何問題，不妨在做扭轉運動前先徵詢醫生的意見。如同下一章所示在椅子上做這些動作，或許能讓你開創出個人改良版的扭轉運動。

● **簡易脊椎扭轉墊上運動**：以任何舒服的姿勢穩坐在一個平坦的表面上，讓整副坐骨感覺踏實而平衡。你可以採取金剛坐姿盤腿而坐，也可以將雙腳打直置於前方。

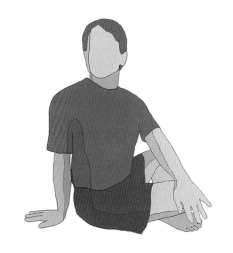

　　吸氣，脊椎拉長，左手按在右膝上，右手繞到背後按在地板上。右手手指轉過去指向你背後的牆壁，右肩往上繞、往後壓，再往下垂。

　　在下一次呼氣時，開始將髖部向右轉，接著繼續將胸口、右肩、下巴和眼睛向右轉。盡可能地轉到底之後，深呼吸三次，每一次吸氣都再拉長脊椎一點，每一次呼氣則再往右多轉一點。當你覺得差不多完成了，就把身體轉過來回正。

　　慢慢地沿著脊椎呼吸，注意全身上下是否產生任何效果，尤其是左右兩邊的感覺是否有任何差異。

　　準備好之後，換邊重複動作。

　　當你覺得差不多了，就把身體轉過來回正。再次慢慢地沿著脊椎、頸部和肩膀呼吸，注意全身是否有任何漣漪效應。

● **脊椎扭轉搭配頸部與眼睛伸展墊上運動**：這是一個比較複雜但相當有效的扭轉運動，能為頸部與眼睛帶來額外的放鬆。

　　如果你戴眼鏡，先把眼鏡脫掉。以任何舒服的姿勢穩坐在一個平坦的表面上，讓整副坐骨感覺踏實而平衡。吸氣，脊椎拉長，左手按在右膝上，右手繞到背後。右手手

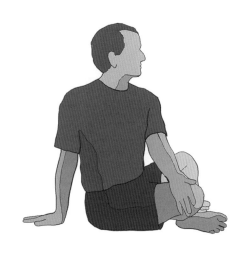

指轉過去指向你背後的牆壁，右肩往上繞、往後壓，再往下垂。

在下一次呼氣時，開始將髖部向右轉，接著繼續將胸口、右肩、下巴和眼睛向右轉。脊椎伴隨每一次吸氣擴張，身體則伴隨每一次呼氣再往右多轉一點。

盡可能轉到底之後，軀幹保持這個扭轉姿勢，開始將頭左右轉動，下巴保持與地面平行，往右看，再往左看。

頭部繼續以此方式轉動，眼睛則開始朝與下巴相反的方向轉。下巴移動到右邊時，眼睛轉到左邊；下巴移動到左邊時，眼睛則往右轉。

練習幾次的眼睛／頸部伸展之後，把頭轉向右邊，眼睛也跟著往右轉。

試試看能不能把身體的每個部位都再向右多轉一點。再次伴隨吸氣拉長脊椎，伴隨呼氣多扭轉一點。

至少深呼吸三次之後，身體回正，沿著脊椎、頸部、肩膀和眼周呼吸。請注意是否產生任何效果，尤其左右兩側的感覺是否有任何不同。

準備好之後，換邊重複一樣的扭轉。

當你覺得差不多完成了，就把身體轉過來回正，沿著脊椎、頸部、肩膀和眼周呼吸。接下來不妨搗住眼睛，繼而按摩肩頸，吸收一下這一系列動作的效果。

背中間

背肌無力會讓人難以保持直立坐姿。有很多人在辦公桌或電腦前一坐就是幾小時，而且在覺得很累時會有彎腰駝背的傾向。一旦彎腰駝背得越來越嚴重，兩側肩胛骨之間的空間可能會變得緊繃、痠痛，或甚至更加無力。

　　一個人的悲傷或沮喪往往會經由拱背、縮胸的舉動顯露出來。有些人長期以這種方式來保護心臟。

　　有時，打開胸口、讓肺部充滿新鮮氧氣的動作本身就能放鬆心情。為了打破長期養成的模式，多數人都需要每天有意識地練習注意自己的姿勢和思緒，以及姿勢和思緒之間的關係。有一些調劑的方式可當作固定伸展練習的一部分，或在我們需要立刻放鬆一下時採用。

● **拱背與後彎墊上運動**：隨著呼氣抱住自己，下巴抵住胸口。背部拱起，將肩胛骨往前拉開。

　　隨著吸氣做相反的動作，手肘往後舉，將兩側肩胛骨擠在一起，打開胸口，抬起下巴。持續往前、往後伸展，吐氣時拱背，吸氣時擴胸。

　　如果你還想更進一步（而且這些動作不會讓你頭暈的話），試試看往前抱住膝

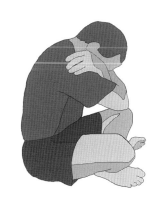
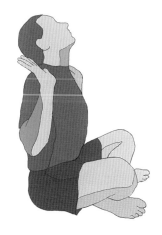

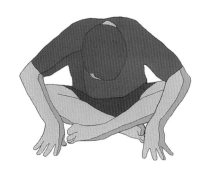

蓋，或甚至碰到地板。

　　為了更進一步往後彎，將你的雙手放到背後的地板上，手指觸及背後的牆壁，胸口挺起，下巴朝天空抬起。

　　在這個系列動作當中，無論你偏好哪個版本，享受十次的拱背與後彎，活動活動脊椎。

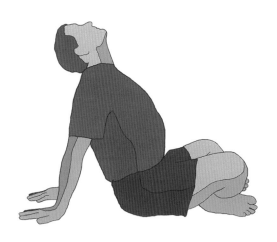

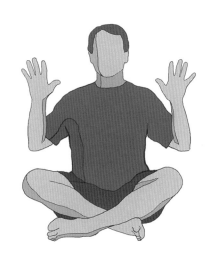

●**擠壓背中間墊上運動**：在拱背與後彎墊上運動的最後一次吸氣之後，手肘保持彎曲、朝向地面，手指朝向天花板，掌心面向前方（此時你的手臂會呈現W狀）。雙手手肘往背後朝彼此推過去，促使兩側肩胛骨朝彼此擠壓，胸口順勢擴開。如此反覆十次。

　　將手放鬆置於大腿上，肩膀往上、往後、往下繞。

　　這個擠壓背中間的運動可以矯正並強化脊椎，對有駝背傾向的人相當有益，而且從早到晚隨時隨地都能做，尤其是當我們要坐很久的時候，無論是在辦公或打坐時。

● **心臟 / 背中間呼吸墊上運動**：結束拱背與後彎之後，不妨試試看從兩側肩胛骨之間的空間吸氣進來，再從心臟中間吐氣出去。接著反過來，從心臟中間吸氣，再從背後吐氣。吐氣時試著大聲吼出來，想像身心雙方面累積的任何負擔都隨著一起吐出去。

● **眼鏡蛇式墊上運動**：對於不介意俯臥在地的人來說，經典的眼鏡蛇式是放鬆上背部、背中間、肩膀和胸腔很好的辦法。它也能為心、肺和消化系統帶來按摩的作用。

　　趴在一個鋪了足夠襯墊的平面上，雙腳併攏，腳趾指向你後方的牆壁，手臂置於兩側，臉轉過來，其中一邊臉頰靠在地上。

　　將重心放在恥骨、大腿和腳背。尾椎朝你後方的牆壁伸展，以拉長你的下背部。

　　掌心按在正下方的地面上，或稍微在肩膀前面一點的地方。手肘貼住身體兩側，額頭靠在地面上。

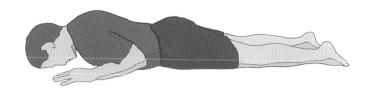

　　吸氣，慢慢抬起額頭、鼻子、下巴和胸口，在舒適的範圍內盡可能抬高。頭部和脊椎保持呈一直線。多數人需要保持手肘彎曲，以確保這個動作是靠背肌而非手臂的力

量達成。這個姿勢能打開你的胸口，讓上背部的脊椎溫和地向後彎。

　　將肩膀往背後的牆壁繞，接著再往下垂，遠離耳朵。在兩側肩胛骨間創造一點擠壓的效果，並漸次將胸骨提起，如此一來就能呼吸得更為飽滿而深入。手肘保持朝向肋骨往內靠，肋骨保持柔軟，如此則有助於確保下背部不會形成壓迫。

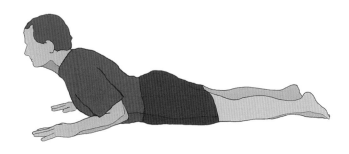

　　如果這對你的手或手腕造成任何壓力，請在漸次提高胸骨時讓前臂保持貼在地上。按照你的身體狀況調整這個姿勢，看你能停在這個姿勢多久就停多久。

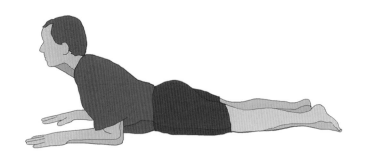

下背部

長時間久坐可能會對下背部造成相當的壓力，尤其如果本身的背肌或腹肌無力的話。以下提供一些有助強化背肌和腹肌的姿勢，乃至於舒緩下背部疼痛的伸展動作。

● **嬰兒式墊上運動**：這個姿勢的目標是要舒展在眼鏡蛇式當中相當費力的下背部。這個姿勢的名稱來自許多小嬰兒睡覺時的模樣，請讓你的身體就像小嬰兒睡覺時一樣放鬆。

結束眼鏡蛇式之後，請繼續將雙手置於肩膀下方，髖部向腳跟壓過去，曲膝形成嬰兒式。

雙腿和雙腳保持與彼此平行，大約與髖部同寬，或者你也可以讓膝蓋張開一點，讓兩隻腳的大拇趾碰在一起，使下肢呈 V 字形。

此外亦可藉由輕拍或按摩下背部和髖部來加強伸展。

萬一發現你的膝蓋很難以這種方式彎曲，請在兩隻腳的小腿和大腿之間放一個墊子，或在膝蓋關節後方夾一雙捲起來的襪子。如果這個姿勢讓你的腳背覺得壓迫太重，你可以在腳背底下放一條折起來的毛巾或毯子。

有些人採取這個放鬆姿勢時，喜歡把手臂往後伸直擺放。

以這個姿勢放鬆時，你也可以將手臂朝前面的牆壁伸直。

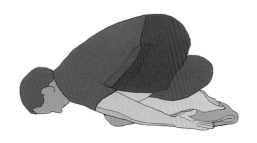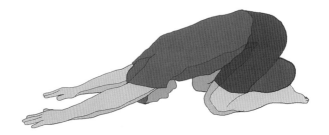

　　如果你的額頭很難碰到地面，試試看將手肘彎起，雙手握拳，兩個拳頭疊在一起，形成一個可讓額頭靠在上面的基座。

　　另一個讓這個姿勢更放鬆的方式，是在雙腳膝蓋之間放一個瑜伽抱枕，側臉靠在抱枕上。如果你需要更高的高度，就再多加抱枕（或墊子、枕頭）。

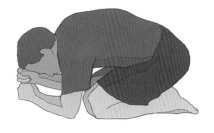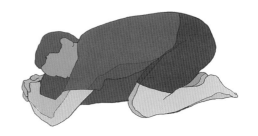

●**墊上抬腳運動**：採取仰躺的姿勢，膝蓋彎起，雙腳踏地。手臂朝足部延伸，掌心貼地置於髖部兩側。重心穩穩地放在下背部和肩膀。

　　右腳沿著地板伸直，右腳趾指向你前方的牆壁。

　　吐氣，讓腹部癟下去。吸氣，緩緩朝天花板抬起右腳。抬腳時要運用腹肌的力量，腳趾保持直指前方。

一邊抬腳，一邊慢慢數數。腳從地板上抬到直指天花板的過程，應該相當於從一數到五的時間。接著把腳尖勾起來，停在這個姿勢，從一數到五。

　　在下一次呼氣時，腳尖保持勾起，從一數到五把腳放下來，直到腳離地一吋。停住，從一數到五，腳趾往前指。再重複這整個過程兩次。

　　完成之後，左腳伸出去會合右腳。雙腿在墊子上左右轉動，稍事休息一下。

　　準備好時，換左腳重複這個緩慢而有意識的抬起與放下運動，進行三個回合。所有的動作都請透過下背肌和腹肌加以控制。結束之後，再次轉動雙腿並稍事休息。

　　隨著這些核心肌群越來越強壯之後，你或許就能在抬起和放下左右腳時將手臂打直離地抬起，如此一來便能更進一步迫使腹肌出力。你或許也可以增加抬腿的次數，或甚至進階到雙腳一起抬高放低。

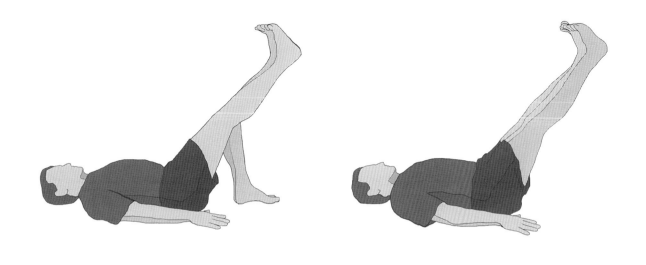

●**蝗蟲系列**：這個系列的後彎動作強度從溫和到費力不等，但都有助於強化、舒展和放鬆下背部。針對這些動作，不妨在髖骨下方額外多加襯墊。

一開始先趴下，手臂朝你前方的牆壁伸出去，腳趾和尾椎則朝後面的牆壁伸展，額頭貼地。將恥骨朝地上壓下去，以拉長並強化下背部。

將右手臂和左腳再伸得更長，並盡可能抬高。同時，如果做得到，就把頭部和胸部也抬起來，持續將重心擺在恥骨，並伸展抬起的手和腳。肚臍和會陰部縮起，迫使核心肌群出力。停在這個姿勢，至少深呼吸三次。

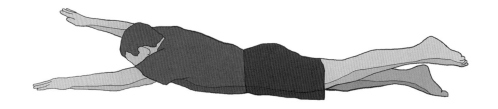

慢慢放鬆下來並換另外一邊，舉起左手臂、右腳、頭部和胸部，縮起肚臍和會陰部。停在這個姿勢，至少深呼吸三次。放鬆之後，頭部側過來靠著休息，有意識地覺察你的呼吸和心跳。

如果你的下背部夠強壯，試試這個姿勢的另外一個版本，將雙手雙腳以及頭部和胸部同時抬起。

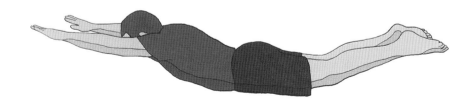

四肢抬起時，再次縮小腹和會陰部，為全身建立核心力量。放鬆之後，這次將頭轉向另外一側，再一次地感受漸漸放慢的呼吸和心跳。

至於稍微比較費力的進階版蝗蟲式，請再次從趴著開始，這次手和腳都要往後面的牆壁伸展，下巴抵住地面。

掌心轉過來貼地，抬起右腳，先往後面的牆壁抬起，接著再往天花板的方向舉高，膝蓋保持打直。停住，深呼吸三次。

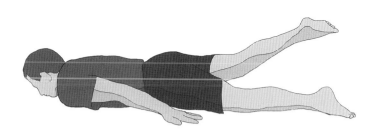

輕輕放下右腳，抬起左腳，先朝向後面的牆壁，接著朝天花板。停住，深呼吸三次，接著把頭側過來休息。在每一個版本的蝗蟲式結束後，休息時請替換另一側臉頰。

　　如果你有興趣，也可以挑戰同時抬起雙腳，手背保持貼緊地面，下巴也抵住地面，腳先往後面的牆壁抬起，再往天花板舉高，膝蓋打直。保持這個姿勢，慢慢吸氣進去，接著側過臉來休息，肩膀和下背部放鬆。

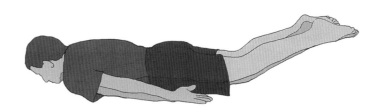

　　最後，如果你覺得下背部有足夠的力量，就重複雙腳同時抬起的動作，並將兩隻手臂也朝後面的牆壁舉起，手肘和膝蓋打直，掌心朝向天花板。你可以保持下巴抵住地板，也可以選擇抬起頭部和胸部。再次縮緊腹肌和會陰部。停住，把氣吸到下背部、抬起的四肢和支撐這個姿勢的核心力量中。

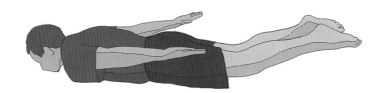

請採取嬰兒式稍事休息一下，放鬆剛剛相當出力的下背肌。觀察漸漸回歸正常的呼吸與心跳。

● **橋式**：對強化下背肌而言，這個姿勢以及舉起骨盆的預備動作非常好用。橋式也能強化四頭肌、前大腿肌，乃至於膝蓋和腳。它讓脊椎向後彎曲，並帶來擴胸的效果。

因為傳統的做法相當費力，所以我也做出了幾個調整。如果你的膝蓋、髖部或下背部有無力或不正的情形，請格外多加小心。好好傾聽身體的聲音，並採取最適合你的橋式版本。

從躺著開始，將雙膝抱到胸口。膝蓋保持彎曲，雙腳平行放到地上，大約與髖部同寬（對多數人而言，這是約10公分左右的距離）。手臂朝前方的牆壁伸長，掌心向下置於髖部兩側。

從髖部放在地上開始。伴隨著吐氣將尾椎往上挺，一開始先離地半吋即可，藉此傾斜骨盆。接著，每吸氣一次，就將尾椎放回地面上。每呼氣一次，就慢慢增加尾椎往上挺的高度。持續這個連續動作，直到髖部挺得不能再高為止。如有可能，就挺到大腿與地面平行為止。

保持這個髖部挺起的姿勢，雙腳朝頭部的方向移動，直到腳跟在膝蓋正下方為止。雙腳往地面踩，胸口朝下巴挺起。

以各種手部姿勢的任何一種來支撐髖部挺起的動作。你可以將掌心貼在髖部兩側的地板

上，或讓雙手朝向腳跟伸直，並在背部下方交握。如果做得到，你也可以抓住雙腳踝，這有助於髖部挺起，並將重心提高，讓重量放在肩膀。

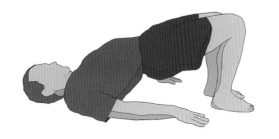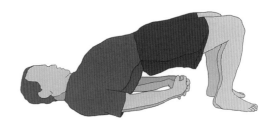

如果感覺髖部或下背部無力，不妨利用一些額外的支撐來輔助這個姿勢。其中一個選項是將髖部靠在瑜伽磚上，瑜伽磚以面積最小的一面直立擺放，立在你的下背部下方。你也可以用手臂支撐髖部，手肘往地面壓，雙手撐住髖部將之舉起。

無論選擇哪一個版本的橋式，請保持髖部挺起，並讓兩邊大腿和雙腳內側保持平行，足跟盡量靠近坐骨下方。手臂和肩膀朝地板下壓，頸部拉長。至少深呼吸三次，把氣吸到大腿前側和拉開的肋骨之間。

準備要放鬆之時，請一次將一節脊椎骨放回地面，接著將膝蓋抱到胸口。左右搖晃一番，或藉由下述的下背部畫圈運動按摩背部。

- **下背部畫圈運動**：在一系列放鬆下背部的運動中，這是我個人的最愛；它為下背部提供美妙的按摩。如果你的下背部很敏感，不妨多加額外的襯墊，或許是多一塊瑜伽墊或毯子。

　　仰躺，將膝蓋抱至胸口。這個動作一方面讓下背部展開拉長的過程，一方面是一個舒緩該部位不適的簡單辦法。

　　準備好時，讓兩邊膝蓋稍微分開，並以相對應的手支撐膝蓋外側。想像用你的膝蓋在天花板上畫圈。兩邊膝蓋同時朝同一個方向移動。畫這些圈圈時，試試看讓兩邊膝蓋靠近一點或分得更開。

　　準備好時，往另一個方向畫圈，讓下背部受到充分的按摩。當你覺得差不多了，就再次把膝蓋抱到胸口，拉長下背部。

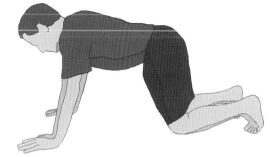

- **貓／牛伸展**：針對下背部疼痛，就我所知，其中一個最佳妙方是一系列叫做「貓／牛伸展」的動作。一般建議在一起床之後或正要睡覺前做這些動作，以保持下背部的柔軟。

　　手腳著地，擺出桌式的姿勢，以此展開這一個系列。雙手要在肩膀下方，兩邊膝蓋要在髖部下方，背部放平。

　　隨著一次吸氣，開始將頭部和髖部朝天花板舉起。這就叫做「牛式」，因為它讓你

的脊椎下沉，就像牛的脊椎一樣。

　　隨著一次呼氣，將額頭和恥骨朝彼此收合起來，就像一隻受到驚嚇的貓。

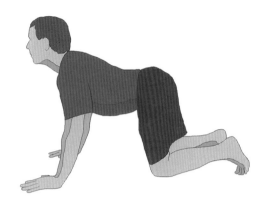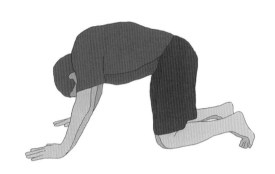

　　順著呼吸，在這兩種脊椎運動之間來回轉換——吸氣形成牛式，呼氣形成貓式。

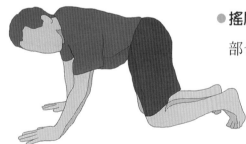

● 搖尾巴：從桌式開始，右耳朝右側髖部的方向轉，右側髖部也向右耳的方向拉；接著換左耳和左側髖部做一樣的動作。持續搖動尾椎，擠壓其中一側時伸展另一側，左右橫向移動。

● 尾椎畫圈：對放鬆下背部、髖關節、肩膀、頸部和脊椎而言，這些繞圈動作非常好用。

　　從桌式開始，兩邊膝蓋稍微再拉開幾吋。接著想像你用尾椎在後面的牆壁上畫圈圈。從小圈圈開始，漸漸越畫越大圈。

隨著圈圈加大，兩邊膝蓋再拉得更開一點，並讓全身都跟著繞圈，擺動脊椎、頸部和頭部。

畫大圈約一分鐘後，停頓一下，反向再畫，保持畫出很大的圈圈。

再畫了一分鐘之後，兩邊膝蓋慢慢往彼此靠近，讓圈圈越畫越小，直到只剩脊椎在繞圈。

回到靜止的狀態，兩邊大腳趾靠攏起來，兩邊膝蓋保持分開，一屁股朝腳跟坐下去，形成任何一種版本的嬰兒式。沿著下背部把氣吸進去、呼出來，讓下背部更進一步放鬆。

● **膝蓋側倒運動**：這一系列連續動作建議用在放鬆下背部、髖關節、頸部和肩膀。以你覺得適合個人的速度做這些動作，這當中如有任何一個姿勢讓你覺得格外有幫助，就採取那個姿勢休息。

仰躺，膝蓋朝胸部彎起。雙手手臂朝兩側牆壁張開，手臂與肩膀平行置於地上，掌心朝向天花板。讓膝蓋輪流倒向兩側，盡可能往左或往右。

頭部轉向與膝蓋相反的方向，讓脊椎溫和地扭轉，也讓頸部肌肉得到伸展。把氣吸到你為下背部帶來的按摩當中。

回到膝蓋朝胸部彎起的起始姿勢。接著，兩邊膝蓋保持彎曲，雙腳放到地上，與髖部同寬（約10公分寬，

依據身材比例而有不同）。

再次讓膝蓋輪流側倒，這次雙腳要在地上，膝蓋和頭部朝相同的方向活動。

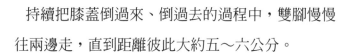

持續把膝蓋倒過來、倒過去的過程中，雙腳慢慢往兩邊走，直到距離彼此大約五～六公分。

再次注意一下這些動作為下背部帶來的按摩效果，以及連帶為髖部帶來的伸展作用。

當雙腳走到不能再更寬之時，就讓膝蓋盡可能往右倒。同時將頭轉向左邊，左手朝你後面的牆壁延伸，以伸展手臂。左肩如有不適，不妨用一個小墊子或捲起來的毛巾作為支撐。如果你寧願不要勉強，也可以調整或完全跳過這個伸展手臂的動作。

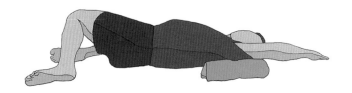

找到最舒服的姿勢之後，想像整個左半身都隨著吸氣而拉長，並在呼氣時讓左肩和左側髖部垮下來。看你想保持這個姿勢多久就多久，接著換邊做一樣的伸展。

結束時，往各個方向做幾次下背部畫圈運動。接著採取任何一種舒服的姿勢休息，感受一下頸部、下背部、髖部和肩膀關節是否收到任何效果。

髖部

從長時間久坐的人口中，我聽到最大的抱怨之一，是關於髖部的緊繃與疼痛。以採取不對稱坐姿的人而言（例如打坐總是同一隻腳盤在另一邊大腿上的單盤者），往往會造成慢性的失衡，不只是髖關節，不適感還會沿著相應的臀肌和腿部擴散出去。兩邊髖部所承受的任何壓力都可能導致全身相關部位短期或長期的病痛（下背部到上背部和肩膀，膝蓋到腳踝和足部）。我們可以藉由注意坐姿預防或改善髖部的緊繃（請見第17～18頁「椅子或墊子：怎麼坐」單元）。在久坐之前和之後，以及在進行瑜伽練習的過程中，伸展一下髖部也會有幫助。以下提供一系列的髖部伸展。如果你比較想在椅子上練習，請參閱下一章當中這些動作的椅上版本。

● **跨腿膝蓋側倒運動**：前一單元的下背部伸展中所提供的膝蓋側倒運動，也有助於放鬆髖關節。接下來是該系列動作格外有助於髖關節的變化版。

　　躺在墊子上，雙腳踏地，膝蓋彎起，兩邊膝蓋靠近彼此。手臂往兩邊張開，與肩膀對齊。

　　右腿跨到左腿上，大腿貼在一起。

　　髖部略微往左挪一點，接著將雙腳膝蓋倒向右邊。

　　如果有興趣嘗試，你也可以將頭部向左轉，左手臂往你後面的牆壁伸

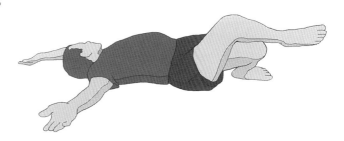

直，連帶伸展頸部和肩膀。

　　右腿將左腿壓得越來越低，過程中將你的呼吸和注意力放在左邊髖部外側所形成的伸展上。覺得差不多之後，就把膝蓋抱到胸口，享受一下下背部畫圈運動（見第59頁），換邊重複這個動作。

　　這一系列結束之後，重複下背部畫圈運動，以放鬆髖部或下背部所有緊繃的地方。採取任何一種舒服的姿勢休息，吸氣到剛剛活動的部位。

●**女神式**：這套動作為髖部和膝蓋帶來伸展與放鬆，並能放鬆下背部。

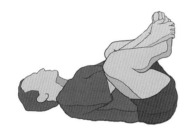

　　仰躺，膝蓋朝胸口彎起，雙腳腳底互貼，讓膝蓋往兩邊掉下去。

　　頭部和肩膀的重心往地上放，雙腳往腹部移動。如果可以，就用雙手抓住雙腳；如果你的手搆不著，就用一條帶子繞過雙腳。頭部請保持靠在地上。把氣吸到髖部、鼠蹊部和下背部。

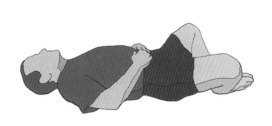

　　準備好時，雙腳腳底互貼，把腳放回地上，並在舒服的範圍之內，讓膝蓋盡可能朝地板壓下去。如果這對你的髖關節來說太過勉強，試試看在大腿下方墊墊子。

　　調整到一個你可以休息的姿勢，或許將雙手置於腹部，迎接腹式深呼吸的到來。注意身體每一個部位所產生的感受，與這些感受同在。

● **髖部連續伸展墊上運動**：在你進行這整套連續動作的過程中，每個動作都要銜接到下一個動作，以達到最理想的髖部伸展效果。

　　如果可以，請舒服地仰躺著，雙腳沿著地板伸直，花點時間注意一下右側髖部和左側髖部有沒有任何不同。

　　將右膝緊緊抱到胸口，接著用左手把右膝往斜對角的左肩帶上去。右手臂往右張開，頭部往右看。停在這個姿勢，至少深呼吸三次。

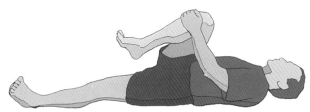

　　將膝蓋水平往左朝地板放，再次停住，深呼吸至少三次。請注意這第二個動作如何為右邊髖部外側帶來略微不同的伸展效果。

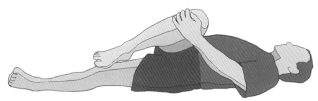

　　準備好時，再次將膝蓋緊緊抱到胸口，雙手握住膝蓋兩側，開始讓膝蓋轉圈，邊轉邊感覺右邊髖關節受到潤滑。

雙手手臂朝兩邊張開，膝蓋持續轉圈，圈圈越轉越大。

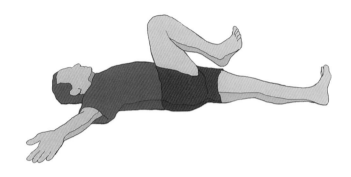

準備好時，右腳打直，持續朝天花板轉圈，一路往右轉，朝地板轉下去，再一路往左轉。

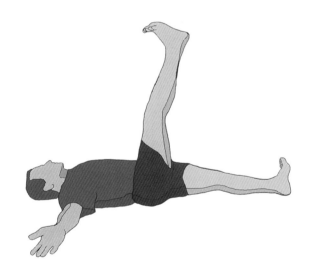

圈圈持續加大，接著保持巨大的幅度，往另一個方向朝天花板、左邊、地板和右邊轉。

圈圈慢慢縮小。膝蓋彎曲，持續縮小畫圈的幅度。

接下來進入到這套連續動作當中被稱之為「膝蓋向下扭轉」的部分。將右膝抱到胸口，右腳腳底直接踩在左膝上。

　　吸氣，短暫抬起髖部，接著翻身向左，讓身體壓在左邊髖部上，用左手將右膝往地板壓。如同之前做過的，你可以把頭轉向右邊，並將右手臂朝你後面的牆壁伸直，藉以增加額外的伸展效果。

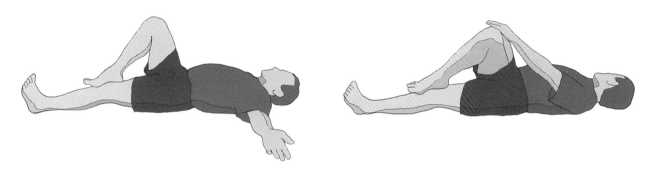

　　別忘了，只要有需要，你都可以在膝蓋或肩膀下方墊東西，以提供額外的支撐。

　　準備要放鬆的時候，將彎起的右膝從左邊移到右邊，右腳腳底踩在左腳大腿內側。你也可以將右腳踩在左腳大腿內側下面一點的地方，如果這樣比較舒服的話。

　　雙手置於腹部，迎接腹式深呼吸，讓髖部、鼠蹊部和骨盆沉下去。

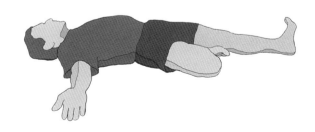

準備好時，右腳放鬆打直，與左腳併在一起，雙腳左右轉動。再次注意一下左右兩邊是否有任何不同，接著換邊重複這整套動作。

結束之後，採取任何一種舒服的姿勢休息。如果躺平不舒服，試試看在膝蓋下方放一個捲起來的毯子或毛巾，給予下背部更好的支撐。請花些時間好好休息，把氣吸到髖關節和下背部，讓它們朝地板沉下去。

●**臥姿鴿式**：這個姿勢會讓髖關節得到稍微比較強的伸展。請特別注意：這個姿勢比較費力的版本並不建議下背部或髖部受傷或不正的人做。此外，由於其中一邊的髖部往往比另一邊來得緊繃，好好傾聽你的身體狀況是很重要的。每次擺出這個姿勢時，都要評估看看是多一點或少一點比較合適。

從躺著開始，膝蓋來到胸口。膝蓋保持彎曲，雙腳踩到地上，與髖部同寬。請將重心穩穩地放在下背部，頭部和肩膀保持貼地，將頸背整個拉長。

右腳跨過左大腿，右腳踝骨靠在離左膝約五公分的左大腿處。

將右膝往右壓。

右手穿過兩腿之間形成的空間中，用雙手抱住左大腿後側。如果你的手無法輕易搆著大腿後側，試試看用一條帶子輔助。如果你有這個靈活度，抱住左脛骨前側可以讓你的髖關節開得更開。

將左膝抱向胸口，同時持續將右膝往右壓。這應該能讓右邊髖關節整個伸展開來。

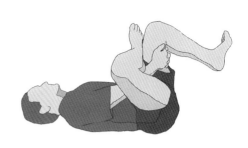

如果你還想伸展得更開，就將右手肘朝右大腿內側壓過去。雙腳腳尖勾起，身體的重量稍微改放到左邊。

把氣吸到右邊髖關節，把姿勢調整一番，直到你找到恰恰好的伸展度為止。

如果你也想伸展右邊髖關節外側，就把雙腳（保持一樣的擺法）倒向左邊，用左手將右膝往地板帶過去。你可以把頭向右轉，並將右手臂朝你後方的牆壁伸直，以額外伸展軀幹、頸部和肩膀。

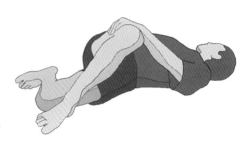

以你的左手用力按摩沿著大腿外側延伸的髂脛束，一路從髖部按到膝蓋。這有助於舒緩這些關節的連接部位，以及放鬆這些關節之間的組織；所有這些關節和組織都可能因為「久坐」而變得非常緊繃。看你想保持這個姿勢多久就多久，接著再回到膝蓋置於胸口的動作，做一些下背部畫圈運動（見第59頁）。

準備好時，換邊重複這個臥姿鴿式伸展，同樣以下背部畫圈運動作結。

● **胎兒式**：側滾過去形成胎兒式，膝蓋成九十度彎曲休息，頭部要有充分的支撐（用你的手臂或一塊墊子）。

花點時間好好休息，讓全身鬆軟下來，消化一下髖部伸展的效果。

5 人體中段：椅上版

 脊椎

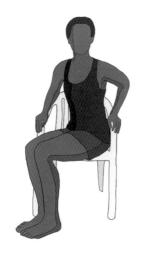

脊椎扭轉運動可舒緩緊繃的背肌、按摩內臟器官和脊椎神經、促進椎間盤的血液循環，並放鬆頸部和肩膀。

如果你對這些姿勢有疑慮，或在做某些動作時感到不適，請找醫生確認清楚。如果你已經知道自己有椎間盤的問題，不妨採取側坐的方式，調整脊椎受到的拉扯；側坐可減輕扭轉的程度，讓你得到較為溫和的伸展。向右扭轉時，你可以從往右側坐開始伸展。向左伸展時，則可從往左側坐開始伸展。

●**簡易脊椎扭轉椅上運動**：從坐挺、腳踩實開始。

吸氣，拉長脊椎。吐氣，左手來到右膝，或按在椅子右側你的右手旁邊。如果你輕易就能做到，那就讓右手來到椅背上方。

右肩往上繞、往後壓，再往下垂。

下一次呼氣時，開始將髖部往右扭轉，再把胸部、右

肩、下巴和眼睛接續往右轉。

　　盡可能轉過去之後，深呼吸三次，每次吸氣都把脊椎拉長，每次呼氣都往右再多轉一點。

　　等你覺得差不多了，就把身體回正。請花點時間沿著脊椎呼吸，注意全身上下是否收到任何效果，尤其是左右兩邊的感覺有沒有任何不同。

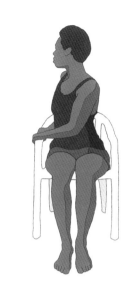

　　準備好時，換邊重複這套動作。等你覺得差不多了，就把身體回正。再次花點時間沿著脊椎、頸部和肩膀呼吸，注意全身上下是否產生任何漣漪效應。

● **脊椎扭轉搭配頸部與眼睛伸展椅上運動**：從坐挺、腳踩實開始。同樣的，如果這樣比較適合你，不妨在椅子上面向右邊側坐，以調整脊椎往右伸展的幅度。

　　脫掉眼鏡，如果你有戴的話。

　　吸氣，拉長脊椎；吐氣，左手來到右膝，或按在椅子右側你的右手旁邊。如果你輕易就能做到，那就讓右手來到椅背上方。

　　右肩往上繞、往後壓，再往下垂。

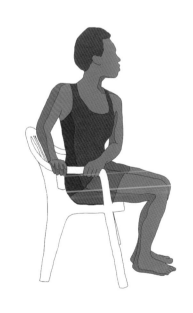

　　下一次呼氣時，開始將髖部往右扭轉，再把胸部、右肩、下巴和眼睛接續往右轉。每次吸氣都延伸一下脊椎，每次呼氣都再多扭轉一點。

　　盡可能轉過去之後，軀幹保持住這個扭轉的姿勢，開始將頭左右轉動，下巴保持與地面平行，眼睛往右看，接著再往左看。

一邊持續以這個方式轉動頭部，一邊開始讓眼睛朝與下巴相反的方向轉動。下巴來到右邊時，眼睛就往左；下巴來到左邊時，眼睛就往右。

做完幾輪的眼睛／頸部伸展之後，把頭轉向右邊，讓眼睛隨著下巴一起到右邊。看看你能否將全身各個部位再更進一步往右轉。同樣的，吸氣拉長脊椎，吐氣進入扭轉。

至少深呼吸三次之後，把身體回正，沿著脊椎上下呼吸，也沿著頸部、肩膀和眼周呼吸。請注意是否收到任何效果，尤其是左右兩邊的感覺是否有任何不同。

準備好時，請換邊重複扭轉。

結束之後，把身體回正，再次沿著脊椎、頸部、肩膀和眼周呼吸。接著不妨搗住眼睛，並按摩頸部和肩膀，吸收一下這一系列動作的效果。

 背中間

有很多人在椅子上一坐就是好幾小時，或許是為了禪修，或許是為了辦公、打電腦、社交、吃飯、看電視。也有些人終日要在輪椅上度過。而許多人都沒能想出一個久坐卻不對身體造成負擔的辦法。除非採取很有力的坐姿，或坐在設計完美的椅子上，否則就容易覺得有虛弱和疼痛的傾向，甚至只是在坐了一段短短的時間之後。我們養成姿勢頹軟的習慣，這又進一步讓背肌無力和胸口緊縮的問題更為嚴重，隨之而

來的是無法飽滿而深入地呼吸。瑜伽有助於扭轉這些長期養成的不良習慣和模式。就短期而言，瑜伽也可以舒緩肌肉的疲憊。

● **拱背與後彎椅上運動**：隨著呼氣抱住自己，下巴抵住胸口。背部拱起，肩頭往前拉，將肩胛骨拉開。

　　隨著吸氣做相反的動作，手肘往後舉，將兩側肩胛骨擠在一起，打開胸口，抬起下巴。

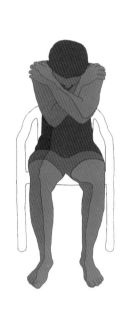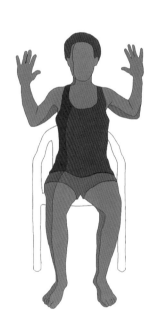

　　持續往前、往後伸展，吐氣時拱背，吸氣時擴胸，重複十次。

　　如果你還想更進一步（而且這些動作不會讓你頭暈的話），試試看往前抱住膝蓋，或甚至碰到地板。

為了更進一步往後彎，坐到椅子前側，雙手伸到椅子後面。脊椎往後彎，打開胸口，下巴朝上。

重複你所選擇的版本十次。

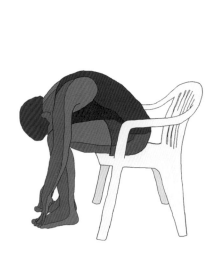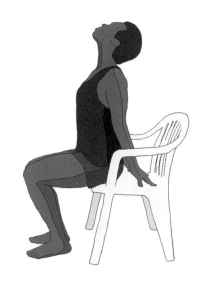

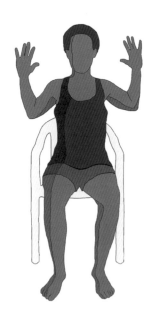

●**擠壓背中間椅上運動**：在拱背與後彎椅上運動的最後一次吸氣之後，手肘保持彎曲、朝向地面，手指朝向天花板，掌心面向前方（此時你的手臂會呈現W狀）。雙手手肘往背後朝彼此推十次，同樣地讓兩側肩胛骨朝彼此擠壓，胸口順勢擴開。

結束時，掌心向下、雙手放鬆置於大腿上，肩膀往上、往後、往下繞。

這個擠壓背中間的運動可以矯正並強化脊椎，對有駝背傾向的人相當有益，而且從早到晚隨時做都非常有幫助，尤其是當我們要坐很久的時候。

● **心臟 / 背中間呼吸椅上運動**：結束拱背與後彎之後，不妨將雙手置於大腿上，試試看從兩側肩胛骨之間的空間吸氣進來，再從心臟中間吐氣出去。接著反過來，從心臟中間吸氣，再從背後吐氣。吐氣時試著大聲吼出來，想像身心雙方面累積的任何負擔都隨著一起吐出去。

● **眼鏡蛇式 / 嬰兒式椅上運動**：請坐在一張牢固的椅子上，並在你的前方放另一張椅子。這第二張椅子的椅背應該在你前方約一呎處。不妨將這第二張椅子靠牆放置，以求穩固。

坐挺，雙手放在前面那張椅子的椅背上。雙腳往下踩，胸骨提起來。

髖骨往前壓，讓脊椎上半部形成後彎，頭部和脊椎對齊。手肘保持朝肋骨彎曲，肩膀下沉，深呼吸到胸口。

對於放鬆背肌、肩膀和胸部而言，這個溫和的脊椎上半部後彎動作是一個很棒的方式。它讓胸口整個打開，促使肺部功能得以充分發揮。

等你覺得差不多了，就回到挺直的坐姿。

調整前面的椅子，讓它離你約六十公分。雙腳踏地，身體從髖部以上向前彎，雙手伸直，碰到前面那張椅子的椅背、兩側、椅座或椅腳。感覺你的雙手和肩膀朝前面的牆壁伸展，而尾椎朝後面的牆壁伸展。

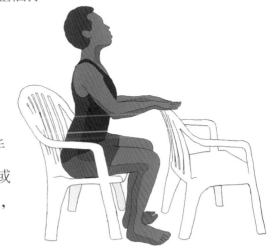

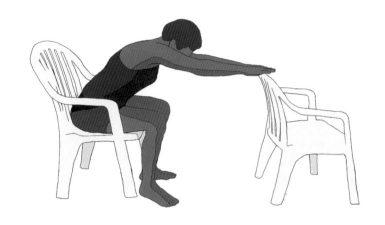

　　這個姿勢是爲了要形成和後彎的眼鏡蛇式方向相反的伸展。我們要好好地拉一拉所有的背肌，尤其是下背部的部分。

　　把氣吸到整個拉長的背部和脊椎。結束時，再次回到挺直的坐姿。

下背部

● **椅上抬腳運動**：花力氣坐直時會用到下背肌和腹肌，以下的抬腳動作對強化這些肌肉大有幫助。

　　採取坐立山式（見第 17 頁），抓住椅子兩側以利平衡。（核心肌群越練越強壯之後，你也可以試試將雙臂在胸前交叉，而不用扶著椅子。）

　　隨著一次呼氣縮起腹肌。隨著一次吸氣，右腳腳趾往前指，並將右腳打直抬起，數到五。右腳抬到不能再抬爲

止，也就是當你的腿與地面平行時，就勾起腳尖，停在這個姿勢，數到五。

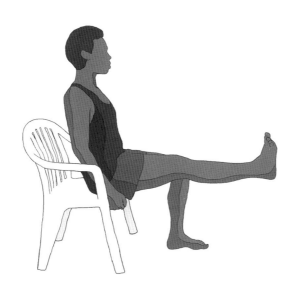

　　呼氣，腹肌繼續出力，腳尖保持勾起。從一數到五，再把腳放低，直到腳離地約七～八公分。停在這個姿勢，數到五。下一次吸氣時，右腳腳趾往前指，再多重複這整個過程兩次。

　　做完之後，雙腳往地上踏幾下，接著花點時間休息。

　　準備好時，換邊重複這個緩慢而有意識的抬高、放低運動，一樣做三次。請記得要保持坐挺，腹肌從頭到尾都要出力。隨著這些核心肌群越練越強壯，你或許也能增加抬腳的次數，或甚至進階到雙腳一起抬起。請記得在結束後要讓雙腳放鬆休息一下，以坐立山式坐挺，深呼吸到背部和腹部，感覺你的核心肌群越來越強壯。

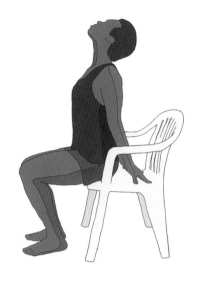

● **坐式後彎椅上運動**：坐在椅子前端，從坐立山式（見第17頁）開始。姿勢擺正，深呼吸幾下。

手臂往後伸直，雙手扶著椅座的後面。如果這會讓你後彎的弧度太大，你也可以改成雙手握拳撐在後腰，或將雙手放在髖部。

無論採取哪一種做法，接下來就在舒服的範圍內把頭向後仰，下巴朝天花板抬起。兩邊手肘在背後朝彼此擠壓，深呼吸三次，把氣吸到擴張開來的胸腔之中。

你覺得準備好了，就放鬆回到坐立山式。再重複這個坐式後彎運動一～兩次，如果可以的話，每次都停得更久一點。

你覺得完成了之後，就花點時間注意一下全身上下以及你的呼吸是否收到什麼效果。

髖部

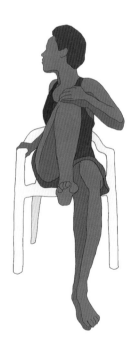

一開始，請先在一張椅子上坐挺，旁邊則擺著另一張椅子。隨個人所需，使用任何能讓你覺得舒適的支撐。在開始伸展之前，先花時間注意一下左右兩邊的髖部有沒有任何不同，以及髖部周遭的區域是否覺得緊繃。

● **髖部連續伸展椅上運動**：將右膝緊緊抱到胸口，接著用左手把右膝往斜對角的左肩帶上去。右手扶住椅子右側，頭部往右看。深呼吸，把氣吸到右邊髖部外側。

接著將右膝水平往左放，右手依舊扶著椅子，頭部依舊望向右邊。請注意這第二個動作如何爲右邊髖部外側帶來稍微不同的伸展。

　　準備好時，再次以雙手將右膝朝胸口抱緊，接著讓膝蓋轉圈，邊轉邊感覺右邊髖關節受到潤滑。

　　右膝持續畫圈，圈圈越畫越大。

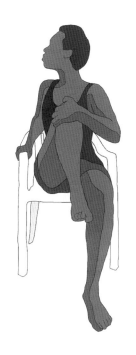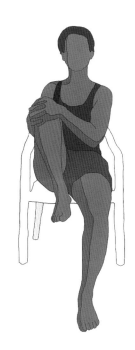

　　準備好時，扶著椅子兩側，右腳打直，持續朝天花板往上畫圈，一路畫到右邊，再朝地上畫圈，一路畫到左邊。

　　圈圈持續加大，接著保持巨大的幅度，往另一個方向朝天花板、左邊、地板和右邊畫圈。

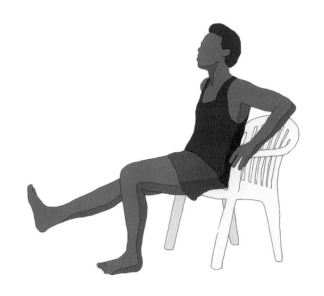

　　圈圈慢慢縮小。膝蓋彎曲，以雙手抱住膝蓋，持續縮小畫圈的幅度。準備好要把腳放開時，就讓身體回正，右腳放回地上，坐挺。

　　雙手置於腹部，迎接腹式深呼吸，讓髖部、鼠蹊部和骨盆隨著深呼吸沉下去。請花點時間注意一下左右兩邊是否有任何不同，接著換邊重複這整套連續動作。

　　結束之後，讓整個下半身朝地板沉下去，脊椎保持拉長，胸口保持擴開。

● **雙椅鴿式**：這個坐姿版的鴿式會讓髖關節得到稍微比較強的伸展。請注意這個姿勢比較費力的版本並不建議下背部或髖部受傷或不正的人做。此外，由於其中一邊的髖部往往比另一邊來得緊繃，好好傾聽你的身體狀況是很重要的。每次進入這個姿勢時，都要評估看看是多一點或少一

點比較合適。

　　從在椅子上坐挺開始，雙腳伸到你面前另一張椅子的椅座上。右腳來到左大腿，右腳踝骨靠在距離左膝約五公分的地方。

　　一邊將右膝朝地板的方向壓，一邊開始彎曲左膝，直到你感覺右邊髖關節受到伸展。不妨扶著椅子兩側，好讓自己坐穩。如果想得到更大的伸展，就把右手肘往右大腿內側壓，並勾起雙腳腳尖。

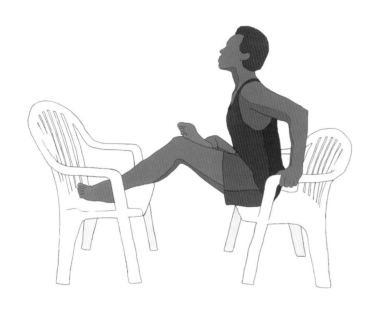

　　請把氣吸到右邊髖關節，調整一下姿勢，直到伸展的程度對你來說恰到好處為止。

　　看你想保持這個姿勢多久就多久，接著回正坐挺，雙腳在地上踩實，脊椎拉長，注意一下左右兩邊的髖關節是否有任何不同。準備好時，換邊重複。

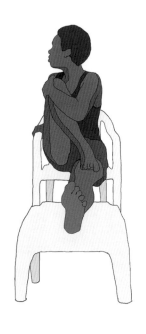

● **曲膝扭轉椅上運動**：為了伸展右邊髖部外側，將左腳打直抬到一張面對你的椅子上，或保持左膝彎曲、左腳踩地，右腳腳底踩到左膝上，以左手將右膝往左拉。右手扶住椅子右側，軀幹上半部及頭部向右轉。

　　只要你想，也可以用右手用力按摩沿著大腿外側延伸的髂脛束，一路從髖部按到膝蓋。這有助於舒緩這些關節的連接部位，以及放鬆這些關節之間的組織；所有這些關節和組織都可能因為久坐而變得非常緊繃。

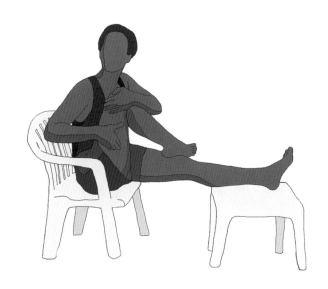

　　想保持這個姿勢多久就多久，接著回正坐挺，雙腳在地上踩實，脊椎拉長，注意一下左右兩邊髖關節是否有任何不同。準備好時，換邊重複。

　　結束之後，請花一點時間休息，注意一下髖關節和整個下半身是否得到更進一步的放鬆。

6 腿部、膝蓋、足踝和足部

　　長時間久坐時，我們的雙腳和腳踝往往被迫以稍嫌不自然的姿勢保持不動。許多禪修人士表示，打坐時腳和腿有血液循環不良的問題。多數傳統的打坐姿勢（除了坐在椅子上之外）會對膝蓋和周邊肌肉及韌帶造成壓力。膝蓋是全身上下最大也最容易受傷的關節，因為它既要承重，也要相當有彈性。

　　要保持足部和膝蓋放鬆並好好發揮功能，在久坐的空檔起來走一走是一個由來已久（而且完美）的好辦法。但有些人的下半身甚至還需要更多關照，尤其一坐就是幾天或幾週的人，可藉由瑜伽讓這些肌肉和關節既強壯又保有彈性來預防損傷。

　　請按照個人對自己身體的感覺，來決定以下哪一種姿勢適合你。如果你知道自己的腿部、膝蓋、足踝或足部有任何不正或長期的毛病，請在嘗試做這些伸展動作之前先與醫生確認。接下來的系列可在墊子上或椅子上進行。如果你偏好在椅子上做伸展，某些姿勢請在靠近你的地方額外準備一張椅子。以下插圖顯示出一些可能的做法，請找到最適合你的

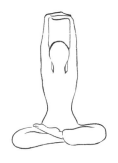

方式。

就任何一種打開髖部的姿勢而言，在大腿下方墊墊子對髖關節很緊或太鬆的人或許有幫助。這些姿勢的模特兒蘇姬在我們拍攝時正懷有身孕，如你所見，她選擇對某些姿勢做出調整。對所有人而言，無論懷孕與否，都要好好傾聽身體的聲音，並將姿勢調整成能讓身體愉快、心情平和的狀態。

下半身暖身運動

對任何一種坐姿來說，這一系列的暖身都是很好的預備動作。它的功用是放鬆足部、足踝、膝蓋和髖關節。這一系列的所有動作都能在墊子上或椅子上進行，椅上進行時則要搭配另一張面對你的椅子。

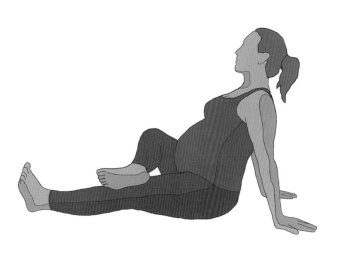

● **膝蓋／髖部／足踝暖身運動**：左腳在地上或面對你的椅子上打直，左腳腳尖保持勾起。右膝彎曲，將右腳帶到左大腿上。

雙手放到背後（撐在地上或椅座後方），手指朝你背後的牆壁伸直。往後靠，讓脊椎稍微往後彎曲，胸口擴開。

吸氣，拉長脊椎；呼氣，放下右膝。至少再重複這個動作兩次。

● **抱腿**：右腳彎曲抬起，小腿朝身體過去。將右膝抱在右手肘彎曲處，右腳抱在左手肘彎曲處或左手當中。坐挺，彎起的腳朝胸口過去，胸口朝彎起的腳過去，腹肌出力，脊椎拉長。左右搖晃右腳，接著再把右腳抱得朝胸口更近。

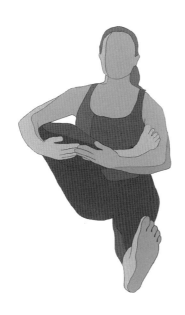

● **曲膝畫圈**：保持右膝彎曲坐挺的姿勢，右小腿與地面呈水平，雙手抱住右腳跟。右膝開始朝同一個方向畫圈，接著再換反方向畫圈。

　　保持脊椎拉長，再次將右腿抱向胸口。

　　你覺得差不多了，就放開右腳，與左腳併在一起，雙腳左右轉動。

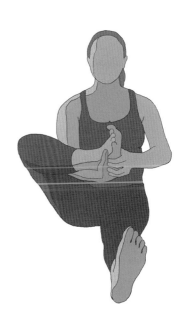

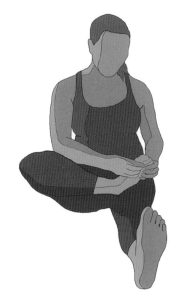

● **腿／足按摩**：右腳再次來到左大腿上，開始按摩右腳腳底和腳背。

接著按摩足踝、足跟和小腿肌肉。按摩整個小腿以及膝蓋的前後左右。

一手輕輕握拳，沿著右大腿外側、右邊髖部周圍和臀肌輕敲。

右腳依舊放在左大腿上，右手抓住右腳踝，左手手指扣住右腳腳趾，將右腳腳趾往前拉、往後壓。

結束時，以左手輕拍右腳腳底。

讓右腳以任何舒服的姿勢休息。注意一下左右兩邊是否有任何不同，把氣吸到剛剛按摩的部位，吐氣時讓所有緊繃的肌肉放鬆。

準備好時，換邊重複這整套下半身暖身運動。

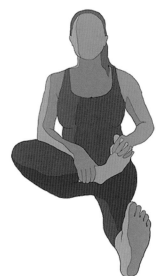

膝蓋伸展與按摩

由於我的膝蓋有關節炎，在參加禪修營期間，我的冷凍庫裡幾乎一定都會冰兩個冰袋。不管出現什麼發炎症狀，上床睡覺前先用冰袋冰敷膝蓋有助舒緩，並為第二天的打坐做好準備。有些人比較喜歡用熱敷來促進關節的血液循環。膝蓋的病痛有一個最簡單的紓解之道，就是在一天當中隨時按摩關節前側和兩側，只要你覺得有需要。

我想提供一套我從拉克什米・伏爾克的椅子瑜伽系列變化而來的伸展運動。（關於她的作品更完整的訊息，請見本

書最後的參考資料。）這套動作可坐在椅子上或直接在打坐用的蒲團上進行。

● **指壓法膝蓋強化運動**：雙手來到右膝後方，將右小腿抬起來擺盪。一邊擺盪，一邊以兩隻手的大拇指用力按摩膝蓋內側和外側。

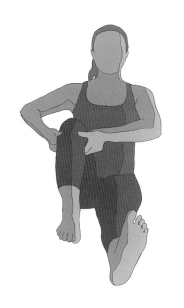
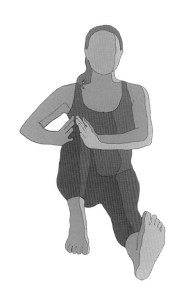
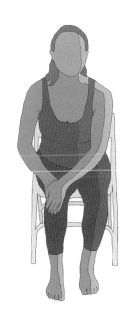

　　膝蓋保持彎曲，右腳踏地，張開手以掌心按摩膝蓋內側和外側。

　　接著將雙手疊放在膝蓋骨上，朝同一個方向畫大圈輕輕按摩，按完再換另一個方向。

　　雙腳伸直甩出去。請花點時間注意一下左右腳是否有任何不同，接著再換腳重複這套動作。

結束後，再次伸直甩腳。請再注意一下成效如何，你的膝蓋感謝你嗎？

● **木式**：這是許多坐式伸展的基礎。對小腿肌肉和連接到膝關節的部位來講，這個腳打直的姿勢是很棒的伸展預備動作。藉由繃緊大腿前側以及將膝蓋骨朝身體中心拉抬，我們的膝蓋開始得到強化。你可以隨時隨地做這個簡單的動作，例如在超市排隊時，或在等待下一輪的經行＊展開時。它能為雙腿帶來力量，並矯正全身的姿勢。木式也能伸展足部和足踝，乃至於我們在前面下過工夫的髖部和大腿。

坐挺，雙腳在地上或一張放在你面前的椅子上打直。

腳尖勾起，將整個小腿肌拉長。腳跟朝你前方的牆壁踩，腳趾朝向天花板，膝蓋後側朝地板或椅子沉下去。

右手將右邊臀部往後撥，左手將左邊臀部往後撥。這能讓你直接坐在坐骨上，並拉長大腿後肌和下背肌。

保持直立坐姿，腹部和會陰部縮起，迫使核心肌群出力。

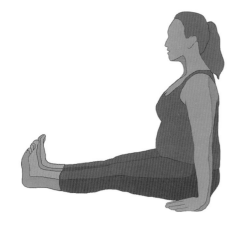

雙手掌心向下置於大腿上，或放在緊鄰髖部的地板上，又或者扶住椅子兩側。

朝各個方向拉長，盡量拉開足跟和髖部之間的空間，以及尾椎和頭頂之間的距離。

＊譯注：指慢步來回行走的禪修法。

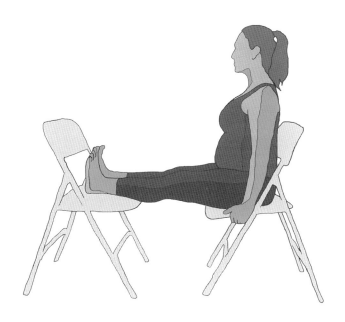

● **足部伸展**：保持木式坐姿，雙手放在地上或髖部兩側的椅子上。隨你的意思，也可以將雙手放在背後，手指轉過去朝向背後的牆壁，讓脊椎上半部略微後彎，胸口朝天花板打開。

　　從這個姿勢開始把腳尖往上勾和往前壓。

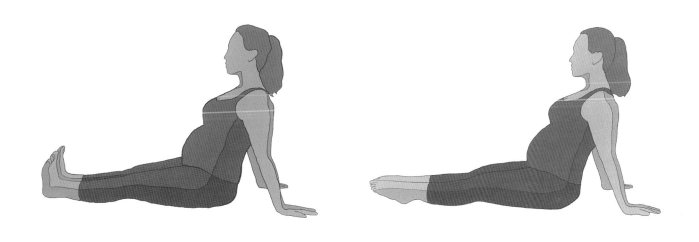

特別注意一下，在腳尖勾起時，腳跟往外壓，腳趾往上翹，如此便能迫使腿部後側整個伸展開來，從阿基里斯腱一直拉到大腿後側的膕旁肌群。腳趾往前壓時，則能伸展整個腿部前側，從腳背一直拉到大腿前側的四頭肌。

結束勾起和前壓的動作之後，雙腳稍微分開一點，開始左右擺動做「雨刷」的動作。

接著將雙腳分開約三十公分，開始讓足踝朝同一個方向繞圈，繞完再換另一個方向。

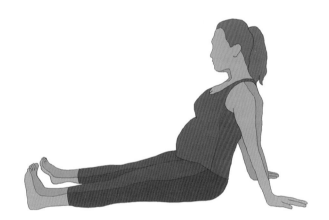
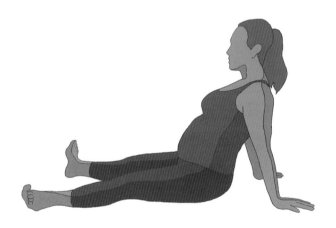

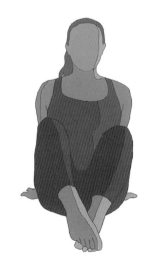

●**等長壓腳運動**：如果你是坐在地板上，就將膝蓋彎曲靠向胸口，雙腳保持踏地，脊椎保持挺直。如果你是坐在椅子上，只要讓雙腳靠近彼此踩在地上就可以了。雙手置於髖部兩側的地板上，或扶著椅子兩側。

右腳腳底直接踩在左腳背上。左腳腳趾用力往上抬，右腳同時往下壓，藉由雙腳平均壓迫彼此形成等長收縮*。

---

*譯注：指肌肉在收縮時長度保持不變。

等你覺得差不多了，就把腳放開伸直甩一甩，再換邊重複這個動作。除了有助舒緩膝蓋，在歷經雙腳保持不動的打坐過程之後，這些足部和足踝伸展運動往往也是一個很棒的放鬆。

● **手肘膝蓋互壓運動**：這一系列的伸展可在椅子上或地板上進行。它一方面能讓膝蓋、肩膀和髖部更為有力，一方面也帶來放鬆。

雙膝彎曲而坐。雙腳踏地，分開約六十公分寬。雙手合十，手肘分別抵住相對應的膝蓋內側。

雙腳保持在原地，手肘盡量將雙膝分開，形成大腿內側肌群的伸展。

雙腳保持分開六十公分寬，兩邊膝蓋將手肘朝彼此壓，強化大腿內側。

接著，藉由平均壓迫膝蓋和手肘形成等長伸展，為雙腿和手臂帶來力量。

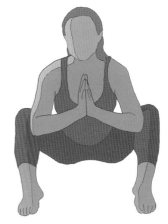

墊上版

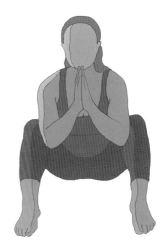

椅上版

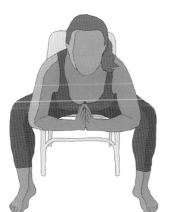
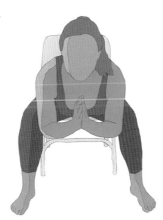

前彎

這裡提供各種能伸展腿部所有肌肉的前彎動作，有些動作也會伸展到背部所有肌肉。在身體向前彎之時，所有動作都能為內臟帶來溫和的按摩。椅上前彎動作所做的調整如以下所示。

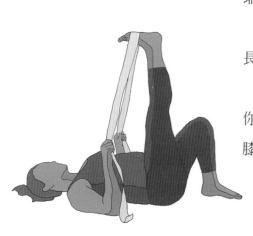

● **墊上拉腳運動**：溫和版的前彎動作可透過一系列我稱之為「拉腳」的伸展來達成。針對這些伸展，你會需要一條健身帶（exercise belt）。很重要的是健身帶要夠長，讓你可以在肩膀保持貼地的狀態下完全把腳伸直，如此一來，也才能保持胸口擴開，進而有助緩慢、深沉的呼吸。

平躺在瑜伽墊上。你可以讓雙腳往前在地上打直，也可以讓膝蓋彎曲，雙腳踏地。好好把重心放在整個下背部。

拿一條健身帶繞過右腳前掌，雙手分別抓住帶子兩端。右腳朝天花板拉上去，盡量把腳打直、抬高。

肩膀保持往後繞，遠離耳朵，並朝墊子下壓。右腳伸長，腳尖勾起，足跟朝向天花板。

如果左腳是伸直放在地上，就將左腳腳尖勾起。如果你選擇保持左膝彎曲、左腳踩在墊子上，則請讓左腳、左膝和左邊髖部保持對齊，並將重心放穩。

調整右腿的位置，以使右膝保持打直。

沿著右腿後側呼吸，延伸阿基里斯腱、小腿和大腿後側肌群。以能讓手臂和肩膀保持放鬆的方式抓住帶子，這麼做能使重點放在伸展腿部肌肉。

　　現在，或者換左腳重複這個動作，或者繼續進行到墊上側拉腳運動。

● **墊上側拉腳運動**：依照拉腳運動所述將右腳拉起之後，右腳保持打直，只用右手抓住帶子兩端，右腳往右盪過去。你可以將左手往左伸直、頭部轉向左邊，以平衡右邊的作用力。

　　以這個姿勢休息，把氣吸到右大腿內側和右邊髖關節。

　　準備好時，以左手抓住帶子，將右腳盡量往左拉，形成右邊髖部和右腿外側的伸展。右手往右伸直、頭部轉向右邊，以平衡左邊的作用力。

　　結束時，再次以雙手分別抓住帶子兩端，把腳拉回正中央，足跟朝向天花板，接著再放回地上。雙腳左右轉動。閉上眼睛注意一下：右腿是否感覺比較長？是否朝地上更沉下去一點？

　　準備好時，換左邊從一般的拉腳運動開始，進行這整套動作。

　　結束之後，請休息一下，把氣吸到整個下半身，吸收一下成效。

● **椅上拉腳運動**：這套伸展類似前面的墊上拉腳運動。

　　坐在椅子上，雙膝彎曲，雙腳踏地，坐骨重心放穩，腹肌出力，脊椎挺直。

　　拿一條帶子繞過右腳前掌，雙手分別抓住帶子兩端。

　　右腳朝天花板抬起，盡量把腳打直、抬高。肩膀保持往後繞、往下壓，遠離耳朵。

　　調整右腿位置，右腳尖保持勾起，右膝保持打直。沿著右腿後側呼吸，延伸阿基里斯腱、小腿和大腿後側肌群。

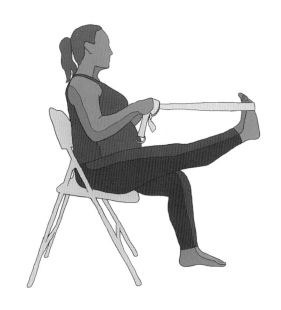

　　以能讓手臂和肩膀保持放鬆的方式抓住帶子，這麼做能使重點放在伸展腿部肌肉。

　　現在，或者換另一隻腳重複這個動作，或者繼續進行到椅上側拉腳運動。

● **椅上側拉腳運動**：如同墊上的版本，依照椅上拉腳運動的指示，這個動作就從把右腳伸直開始。

只用右手抓住帶子兩端。

將右腳盡可能往右拉。左手往左伸直、頭部轉向左邊，以平衡右邊的作用力。

停在這個姿勢休息，把氣吸到右大腿內側和右邊髖關節。

準備好時，用左手抓住帶子，將右腳盡可能往左拉，以伸展右邊髖部和右腿外側。同樣的，你也可以讓右手往右伸直、頭部轉向右邊，以平衡左邊的作用力。

結束這套動作時，再次以雙手分別抓住帶子兩端，將右腳拉回正中央。先讓腳跟朝向天花板，接著再把腳放回地上。雙腳左右轉動。

回到坐立山式（見第17頁）。閉上眼睛注意一下：右腳是否感覺更長或更有活力？

準備好時，從椅上拉腳運動開始，換左邊做這整套動作。

結束之後，請休息一下，把氣吸到整個下半身，吸收一下成效。

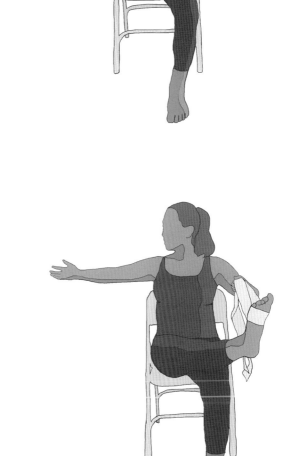

● **往前半彎墊上運動**：這個前彎運動的益處和拉腳運動類似，只不過會額外伸展整個背部肌肉。如果你發現這個動作的挑戰性太高了，不妨用一塊坐墊或摺起來的毯子將髖部墊高。如果你認為這個前彎的方式對你的身體來講還是吃不消，別忘了基本的拉腳運動就能為腿部帶來類似的伸展，目前你大可只做拉腳就好。

準備好時，請以木式（第88～89頁）坐在瑜伽墊上。拉長你的脊椎和雙腿，把兩邊臀部的肉往後撥，足跟朝你面前的牆壁壓，膝蓋後側朝地板下壓。腳尖保持勾起，以加強整個腿部後側的伸展。

左膝彎起、倒向左邊，左腳腳底踩在右大腿內側（或踩在腿部下面一點的地方，如果這樣比較舒服的話）。

拿一條帶子繞過勾起的右腳前掌。上半身往前彎，以髖關節為支點，胸口靠向右大腿。頭部請保持與脊椎對齊。

萬一左膝碰不到瑜伽墊，不妨在左膝下方墊一個墊子或折起來的毛巾。

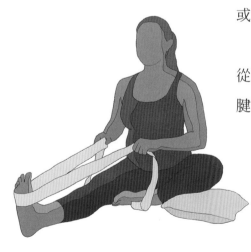

找到你伸展的極限，沿著脊椎和整個右腿後側呼吸，從大腿後側肌群、膝蓋後側、小腿肌，一直到阿基里斯腱。

讓左膝沉下去，把氣吸到伸展開來的左邊髖關節。

準備好時，雙腳放開甩出去，換邊重複這套往前半彎運動。

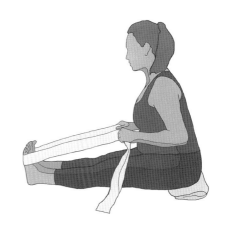

● **往前全彎墊上運動**：同樣的，從杖式開始，帶子繞過雙腳前掌，雙手分別抓住帶子兩端。腳尖勾起，肩膀往上繞、往後壓，再往下垂。

腹肌縮起，胸骨往上抬，以髖關節為支點，開始往前彎，胸口靠向大腿，頭部與脊椎對齊。請保持背部與腿部拉長，維持這個長度，只以你所能達到的程度往前彎。

吸氣，持續打開胸口、拉長脊椎。吐氣，透過前彎將腿部更進一步拉長。停在這個姿勢，至少深呼吸五次。

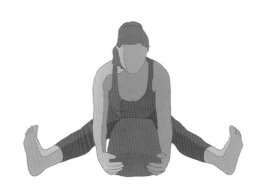

往前全彎有另一個變化版，是藉由雙腿之間放一個瑜伽枕來完成。這個版本不用帶子，改成抓住瑜伽枕兩側，雙手往前走，上半身朝瑜伽枕沉下去。

如果你的腿部後側或背肌不夠柔軟，試試看多加幾個瑜伽枕（或墊子、枕頭、毛巾），好讓你可以把頭側過來靠在上面休息，從而達到更多的被動伸展。

雙腳請保持勾起，腿部後側拉長，頭部盡可能與脊椎對齊。這個姿勢可以非常放鬆，不妨就這樣休息三到五分鐘。

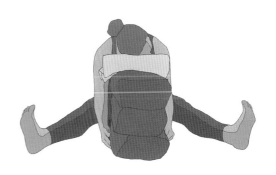

準備要結束這個姿勢時，請把瑜伽枕移到旁邊，雙手置於身體兩側，一次一節脊椎骨地慢慢躺下去。下背部如果感到任何不適，就將膝蓋抱到胸口，身體左右搖晃一番。花點時間休息，呼吸一下成效，讓背肌和腿肌朝地板沉下去。

●**雙椅往前半彎運動**：相較於在瑜伽墊上，對於比較喜歡在椅子上做伸展的朋友來說，往前半彎和全彎運動在椅子上大致和在墊子上進行的方式一樣。除了拉腳運動為腿部帶來的伸展之外，兩種版本的前彎運動都能為整個背部的肌肉帶來很好的伸展。如果這個姿勢讓你吃不消，你也可以用折起來的毯子將髖部墊高，或者選擇只做基本的拉腳運動就好。

坐在一張椅子上，另一張椅子面對你而放。兩張椅子之間的距離取決於你的腳長和靈活度。這個姿勢最好是使用沒有扶手的椅子。

兩隻腳跨到面對你的椅子上，擺出你最佳的木式坐姿（見第88～89頁）。

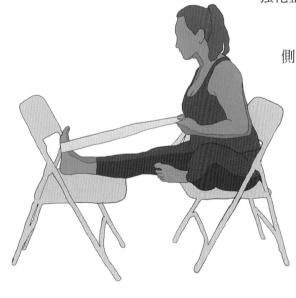

拉長脊椎和腿部，臀部的肉往後撥，腳跟朝你前面的牆壁壓過去，膝蓋後側朝椅子壓下去。腳尖保持勾起，以強化整個腿部後側的伸展。

左膝彎起、倒向左邊，左腳腳底踩在右大腿內側（或踩在腿部下面一點的地方，如果這樣比較舒服的話）。

拿一條帶子繞過勾起的右腳前掌。上半身往前彎，以髖關節為支點，胸口靠向右大腿。頭部請保持與脊椎對齊。

左膝如果碰不到椅子，不妨在左膝下方墊一個墊子或折起來的毛巾。

找到你伸展的極限，沿著脊椎和整

個右腿後側呼吸，從大腿後側肌群、膝蓋後側、小腿肌，一直到阿基里斯腱。

讓左膝沉下去，把氣吸到伸展開來的左邊髖關節。

準備好時，雙腳放開甩出去，換邊重複這套往前半彎運動。

● **雙椅往前全彎運動**：從以木式坐姿坐在椅子上開始，雙腳伸直放到前面的椅子上。

雙手分別抓住帶子兩端，帶子繞過雙腳前掌。

腳尖勾起，肩膀往上繞、往後壓、往下垂。

腹肌縮起，胸骨往上抬，以髖關節為支點，開始往前彎，胸口靠向大腿，頭部與脊椎對齊。請保持背部與腿部拉長，維持這個長度，只以你所能達到的程度往前彎。

吸氣，持續打開胸口、拉長脊椎。吐氣，透過前彎將腿部更進一步拉長。停在這個姿勢，至少深呼吸五次。

結束時，回到坐立山式（見第17頁）。花點時間休息，呼吸一下成效，讓背部和腿部的肌肉徹底放鬆。

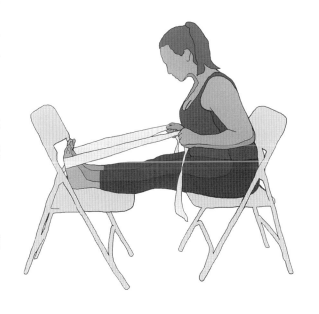

●**鞋匠式**：這個姿勢能為髖部、膝蓋和足踝關節帶來溫和的伸展，對盤腿坐姿來講也是很好的預備動作。以下兩種鞋匠式都可以在墊子上或以兩張椅子面對彼此的方式進行。

從坐挺開始，雙腳腳底互貼。

腹肌出力，脊椎挺直，胸口打開，肩膀下垂、遠離耳朵。足跟朝鼠蹊部拉過去，膝蓋往地上沉下去。

雙手放在大腿內側，輕輕往下壓，接著以雙手或一條帶子拉住雙腳。

膝蓋或髖關節如果感到任何不適，就在膝蓋或大腿下方放墊子或折起來的毛巾。

如果鞋匠式會讓你背部拱起，就在臀部下方放一條折起來的毯子或毛巾，如此應能調整骨盆的位置而讓你坐得更挺。

持續把脊椎挺直，以及讓膝蓋沉下去。

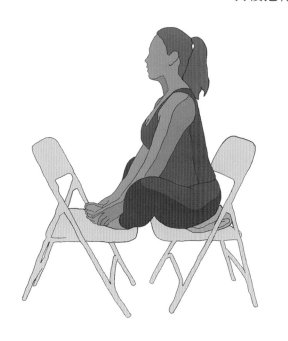
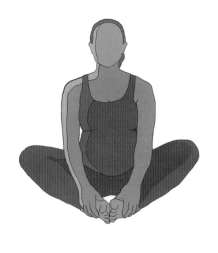

●**延伸版鞋匠式**：這個姿勢是前一個姿勢的延續，額外添加了脊椎的美妙伸展。

　　膝蓋保持下沉，雙手朝天花板舉起，藉此進一步拉長脊椎。

　　保持這個長度，以髖關節為支點往前彎，雙手朝腿部、地板或你面前的椅子伸過去。

　　準備好要進行到下一步時，就把雙手放開，軀幹拉起來，再把雙手降到椅子上或地板上，雙腳打直甩出去。

　　請繼續坐挺，想像你能把氣吸到足部、足踝、膝蓋和髖部，注意一下剛剛這整套下半身伸展的效果如何。

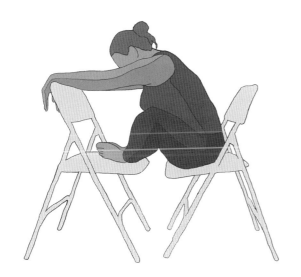

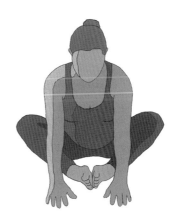

7 站姿

以站姿進行的瑜伽動作對舒緩背部、膝蓋和髖部的不適來講非常好，也可以為昏昏欲睡的禪修者提神醒腦。膝蓋、髖部或脊椎受傷或有嚴重不正的朋友最好注意一下，以下動作可強化相關肌肉，但有時也可能讓問題惡化。以正確的姿勢進行這些動作並避免任何不舒服的做法是很重要的。如果你需要更多的指示，請諮詢你的醫生或合格的瑜伽老師，以助找出這些動作合乎健康的調整方式。如果你有平衡或腳力方面的顧慮，試試看利用牆壁或一張非常穩固的椅子作為支撐。為了安全與舒適上的考量，在一個平坦而不滑的表面上進行所有站姿動作是明智的選擇。木頭地板比地毯來得理想；瑜伽墊比什麼都沒鋪的地板來得理想。對於需要比較溫和而有所支撐的練習者來講，下一章當中會提供這些動作的坐姿版本。

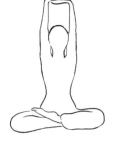

●**站立山式**：站立山式看起來不過就是站直而已，但它其實頗為費力，也需要耐力以及用心，才能恰如其分地做好站立山式。站直時把身體各部位對齊，到了禪修時便能轉化

為更有力的坐姿。而對於身體各部位聚精會神的專注，本身就是一種很好的禪修。

剛開始練習這個姿勢時，不妨隨時低頭看看雙腳和膝蓋，並不時照鏡子查看你的位置正不正。練習夠多次之後，或是有老師在旁邊給你意見的話，你就能掌握到站得像座山是什麼意思了。下面是一些簡單的指示。

從雙腳平行站立開始，腳尖直指前方，雙腳位於髖關節正下方。以多數人而言，雙腳應該距離彼此一到兩個拳頭寬。

請確定兩腳之間和兩隻腳的四個角落都一樣平衡。試試看將腳左右、裡外和前後轉動，直到找到平衡為止。

腳趾翹起，覺察一下這個動作為足弓帶來的拉扯，接著把腳趾放下，確定每個腳趾平均分開。

想像從你的足部往地下扎根，接著再想像能量從地底深處升上來，穿過雙腳，來到腿部。小腿出力，將肌肉朝骨頭的方向縮緊，同時縮緊股四頭肌（位於大腿前側），膝蓋骨就會順勢往上提。膝蓋應打直，但不緊繃。

股四頭肌出力就能自然矯正骨盆的位置，使得尾椎往下壓而恥骨往上提。（做這個動作時，如果側身站在鏡子前，你會看到骨盆位置移動，而下背部的弧度稍微變平一點；如果是面對鏡子而站，則可看到兩邊的髖骨位於同一個水平面，像兩顆完美對齊的車頭燈一樣面向前方。）

骨盆的正位有助於讓兩邊髖骨之間和肋骨底部產生更多空間，從而讓胸口更寬闊、呼吸更飽滿。

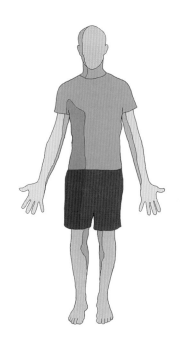

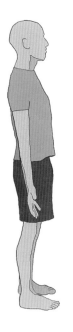

　　我們可藉由將肩膀朝耳朵往上提、朝牆壁往後壓、再朝腰部往下垂來加強擴胸的程度。繞肩的同時，手掌朝前面的牆壁張開，雙手和手臂自然跟著肩膀移動。

　　另一方面，也透過將脊椎從底部拉長、一直往上拉到頭頂，使整個上半身對齊。整個過程中，下巴保持與地面平行。

　　花點時間深呼吸，擁抱一下身體的長度和力量。我認為其中一個練習站立山式的絕佳時機，就是當我們身陷大排長龍的隊伍中時。不必對隊伍最前面的那個人生氣（就是那個我們認為買了太多東西或問了太多問題的人），我們可以將焦點放在自己的姿勢上，留意身體傳達出的訊息。我們或許會觀察到，在匆忙急迫時，身體會不自覺往前傾，彷彿這樣就能快點趕到未來。不耐煩的時候，我們則會一直換腳站，就像心思從一件事情換到另一件事情上。悲傷難過時，我們的胸口會縮起來、垮下去。生氣憤怒時，我們的下巴會突出去。一旦利用這樣的時間練習站立山式，我們的注意力便會轉移到內在的力量、意志與耐性，乃至於活在當下的喜悅上頭。

●**站立新月式系列**：站立新月式是站立山式的延續，並進一
步為身體兩側、前側和後側提供很好的伸展。

　　以站立山式把身體擺正、站穩，雙手舉過頭頂，或者
保持兩手平行、掌心面對掌心，或者雙手互握、食指指向
天空。為了照顧到肩膀關節，一如往常，請依個人所需調
整手臂的位置。

　　藉由把腳往下踩、把手往上舉，讓身體保持呈一直
線，並將身體拉得更長。這個姿勢叫做「站立舉手新月
式」。左腳甚至更用力地往下踩，雙手和軀幹往右伸展，
食指指向天花板和牆壁的交界處。

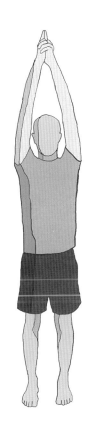 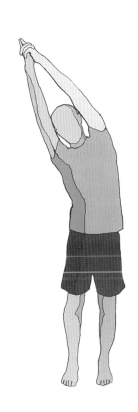 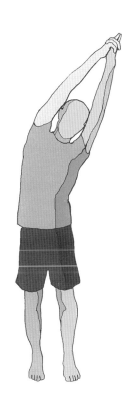

從左腳足跟外側到左手指尖，沿著整個身體左側呼吸。尤其是要隨著每一次吸氣，將左邊肋骨打開。請保持這個姿勢，至少深呼吸三次。

再次回到站立舉手新月式，雙腳在地上踩穩，指尖指向天花板。換邊進行同樣的伸展。

準備好時，回到站立舉手新月式。吸氣，胸口往上挺，雙手伸向你背後的牆壁。穩住這個姿勢，髖部往前推，深呼吸三次。這個溫和的伸展是「後彎新月式」。

呼氣，上半身往前擺盪，以髖關節（而非腰部）為支點彎下去，盡可能保持脊椎拉長。股四頭肌出力，膝蓋骨往上提。腹肌縮進去，雙手打直，與地面平行。這就形成了一種往前折的強力動作，叫做「折刀式」。

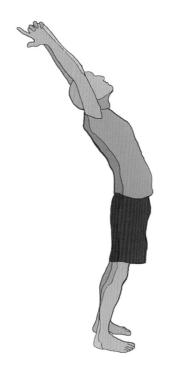
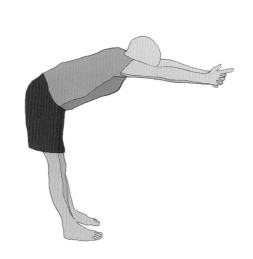

請停在這個姿勢，深呼吸三次，接下來就要盡可能彎到不能再彎為止。如果可以，就讓你的手碰到腳趾或地板。抓住腿部後側可能會讓你覺得比較舒服，這樣也有助於讓胸口朝大腿前側靠近。請不要為了伸展到超過適合個人身體狀況的程度，而犧牲掉脊椎和腿部呈一直線的狀態。

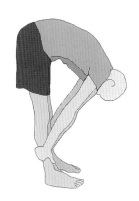

停在前彎的姿勢，深呼吸三次，接著依你所需彎曲膝蓋，掌心朝上將手伸到腳前掌下方。從這個稍微有點怪異的姿勢開始，盡可能把膝蓋打直，藉此為大腿後側肌群帶來強力的伸展。

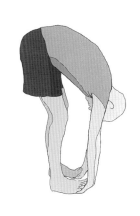

準備好時，放鬆回到折刀式，接著再做後彎新月式，最後回到站立舉手新月式。慢慢將雙手降至身體兩側，以完全擺正的山式，再享受三次美妙的深呼吸。注意一下脊椎和身體兩側收到的效果，乃至於這套動作帶來的其他感受。

● **站立戰士一式**：顧名思義，戰士式能為我們的練習帶來力量、耐力與勇氣，此外也能為髖部和鼠蹊部一帶帶來彈性，並伸展肩膀與手臂，放鬆緊繃的上背部或頸部。

如同多數的站姿動作，站立戰士一式（即面向前方的戰士式）從穩固的站立山式開始，雙手垂在兩側，肩膀往後、往下繞，雙腳踩穩。

右腳保持朝向前方，左腳往後退約九十～一百二十公分，要退多少依你的腳長、髖部的靈活度和這個姿勢的舒

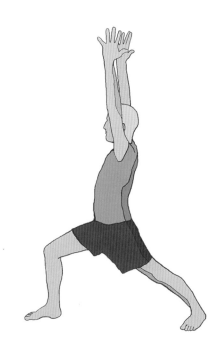

適度而定。盡可能讓你的雙腳、髖部和肩膀面向前方。為了站穩，左腳可能要稍微往左邊轉一點。

整個人重新站穩，左腳腳跟用力往地上壓。右膝彎曲，直到右膝位於右腳踝正上方為止。右膝務必在腳踝上方保持九十度彎曲，並與右腳中趾對齊，這有助於讓腿部所有骨頭的位置擺正。

後面的那隻腳保持打直，想像在兩邊大腿之間夾緊一顆海灘球，同時拉長脊椎，把氣飽滿地吸到你的戰士胸腔裡。

雙手舉過頭頂可進一步打開胸腔。手部可以採取掌心面對掌心的姿勢，或者十指交扣、食指往上指。下半身重心放穩，上半身朝天空延伸。

停在這個姿勢，或者練習三段式深呼吸（見第26～27頁），或者練習快速提神呼吸（見第28～29頁）。

準備好時，請將身體回正，以站立山式休息，有意識地覺察一下自己的姿勢和呼吸，接著換邊重複這個姿勢。

進入收尾時，請花點時間注意一下這個姿勢所帶給你的力量，以及你在身心雙方面找回重心的能力。以緩慢的深呼吸作結，再次以站立山式休息。

● **站立戰士二式**：這個姿勢也叫做「側體戰士式」，動作類似站立戰士一式，但著重手臂的伸展與強化，打開髖關節的方式也略為不同。

再次從穩固的站立山式開始，右腳保持朝向前方，左腳往後退約九十～一百二十公分，左腳腳趾往左邊轉約六十度。請讓雙腳對齊，想像右腳足跟和左腳足弓之間拉了一條線。

雙手撐在髖部，髖部和上半身往左轉。

雙手朝天花板舉起，拉長脊椎。

尾椎往下壓，恥骨往上提，將骨盆的位置擺正。

雙手往兩邊張開，與地面平行，掌心朝下，肩膀往上、往後、往下繞一次。

頭部轉向右邊，右膝彎曲，讓右膝直接置於右腳踝上方，並與右腳中趾對齊。理想上，大腿要與地面平行，脛骨要與地面垂直。再次讓兩邊大腿內側朝彼此擠壓，雙腳踩穩，脊椎拉長，雙手距離拉開，從手臂一直伸展到指尖。

目光越過右手指尖可加強水平伸展的感覺。

脊椎保持與地面垂直。呼吸保持飽滿而深沉。想像從脊椎底部把氣吸上來，經過每一節脊椎骨，再從頭頂出去。

想像把氣吸到你的戰士胸腔裡，並隨著每一次吸氣將力量送到手臂，再傳到每一根手指的指尖，並往下送到腿部，再傳到緊貼地面的腳底。

準備好要放鬆時，就將右膝打直，雙手朝天花板舉高，軀幹往右轉，雙腳回到站立山式，雙手降至身體兩側。請花點時間注意一下這個姿勢的效果。

再次從穩固的山式開始，換邊重複站立戰士二式。結束時，花時間注意一下這個姿勢爲你的體態、呼吸和耐力所帶來的效果。

● **站立三角式**：站立三角式可爲脊椎、肩膀、髖關節和身體兩側帶來額外的伸展，亦可爲內臟帶來溫和的按摩。如果你想用瑜伽磚（或有相同效果的輔助工具）來支撐這個姿勢，請在開始動作前就先把它放在你旁邊。

從站立山式開始，左腳往後退約九十～一百二十公分。

右腳保持指向右邊，左腳腳趾往左轉約六十度。兩隻腳與彼此對齊，想像右腳足跟和左腳足弓之間拉了一條線。

雙手撐在髖部，盡你所能將髖部往左邊轉。請確保你的雙腳和腿部平衡地站穩，肩膀往後、往下繞，脊椎和頸部拉長。

以這個姿勢而言，雙膝保持打直，但不緊繃。

脊椎開始與地面垂直，尾椎往下壓，恥骨往上提，保持骨盆的正位。

雙手舉起，往兩邊張開，與地面平行，掌心向下。雙手往兩邊伸出去的同時讓手臂肌肉出力。停頓，呼吸，雙腳踩穩，脊椎拉長。

髖部往左移，軀幹往右傾，以髖關節爲支點彎下去，形成一座風車的樣子，右手往右腳、地板或瑜伽磚延伸，

最後握住右腳的右側。左手朝天舉起。

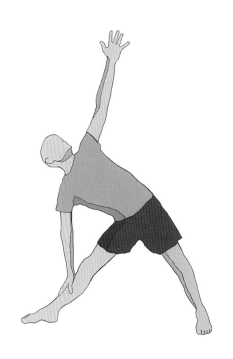

越來越深入這個姿勢的同時，不要為了靠地板更近而犧牲掉脊椎的長度和呈一直線的狀態。一般建議練習者假想自己是在兩片玻璃之間進行站立三角式，脊椎與地面平行，雙手伸長呈一直線。

一旦找到了讓你感覺很強又很穩的位置，接下來就試試看把右邊髖部往前推、左邊髖部往後推，胸口往上挺。

如果可以，就在舒服的範圍內拉長你的脊椎和頸部，並將頭轉上去看在上面的那隻手（左手）的拇指。

以這個姿勢深呼吸，把氣吸到身體的每一個相關部位當中。想像在肩膀、髖部和肺部製造出更多空間，強化腿部和足部，並拉長脊椎和手臂。

準備好時，放鬆回到站立山式。稍事停頓，讓全身上下呼吸一下成效。

換邊重複站立三角式。

等你覺得差不多了，就放鬆回到站立山式。花時間感受一下腿部、足部、髖部、脊椎和手臂收到的效果。注意觀察你的呼吸和心跳，以及你把身體回正、踩穩、站挺的能力。

●**站立前屈式**：此一形式的前彎動作可為大腿後側肌群提供很好的伸展，並能深度放鬆消化與神經系統。它把地心引力的作用逆轉過來，將新鮮的血液帶到腦部，並讓努力支撐我們站立的後側肌群得以休息一下。只是短暫的站立前屈式就能讓身心煥然一新。但身體如有任何狀況不允許你

把頭垂到低於心臟的位置，則請跳過這個姿勢。

以站立山式站穩，身體每一個部位都保持擺正。吸氣，雙手朝天花板伸展，想像你的脊椎變長。

脊椎和雙手往上延伸的同時，雙腳同樣往下扎根。

持續往上拉長和往下踩穩，雙手撐在髖部，開始以髖部（而非腰部）為支點往前折下去。

雙腿和脊椎盡量保持打直，雙手沿著腿部後側往下走。上半身一邊朝地面靠近，雙手一邊按摩腿部肌肉，盡你所能地伸展。如此一來，你的雙手或許能走到大腿、膝蓋、小腿或足跟的地步。不要為了更進一步的伸展而犧牲掉脊椎或腿部的長度。找到可行的伸展程度，把氣吸進受到伸展的部位。

腹肌往內縮，髖部朝天花板往上推，頭頂朝向地面，胸口朝向大腿前側。

如果這個伸展動作讓你的下背部不舒服，試試看稍微彎曲膝蓋一點。不然的話，也可以保持膝蓋打直，但不要僵硬緊繃。

至少長長地深呼吸三次，從足跟伸展到髖骨，從脊椎底部伸展到頭頂。

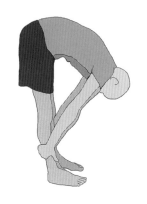

採取這個姿勢時，地心引力會自然將你的頸部肌肉拉長。如果你還想更強化這個動作，可以試試看先點頭再搖頭數次。

準備收操時，雙手回到髖部，腹肌保持出力，上半身慢慢抬起來，回到穩固的站立山式，頭部最後上來。雙手垂在

身體兩側休息，呼吸一下成效。

● **站立身印式**：除了能促進肩膀的血液循環，並增加脊椎和
上半身的血液流動，這個姿勢也能為腿筋帶來很好的伸
展。所謂的身印（mudra），翻譯過來的意思是「瑜伽的
封印」，就我所學，這指的是它展現瑜伽其中一個最高境
界的力量，亦即心腦合一。

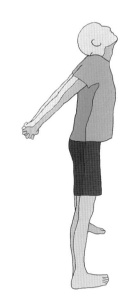

雙腳打開約九十～一百三十五公分，腳趾稍微內八。

雙手在背後交握，如果這樣會讓你的肩膀很難過，就
在兩手之間抓一條瑜伽帶（或一隻襪子之類隨手可得的東
西）。

隨著一次吸氣，將下巴往天花板抬起，手臂盡你所能
舉高，促使肩胛骨互相擠壓。

隨著一次呼氣，將頭頂朝地板垂下，交握的雙手盡你
所能朝天舉起。把腹肌縮進去，如此一來，髖部甚至可能
可以抬得更高。如有任何身體狀況不允許你把頭垂到低於
心臟的位置，則請調整或跳過這個部分的動作。

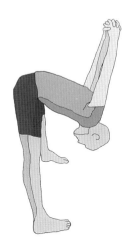

在舒服的範圍內，看能保持這個前彎的姿勢多久就多
久。腹肌出力，慢慢將軀幹抬起來，手臂保持在背後，雙
手盡量舉高，能舉多久就舉多久。

站直之後，手臂、下巴和胸口保持朝天花板舉起。短
暫擠壓肩胛骨，溫和拱背。

回到站立山式。甩一甩雙手、手臂和肩膀，將殘餘的
緊繃感釋放掉。花時間飽滿地呼吸一下這套動作的成效。

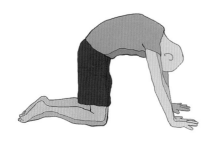

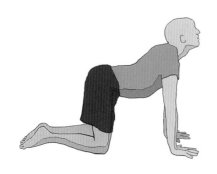

● **貓／牛伸展**：這和第59～61頁所介紹的是同一套動作。在此再度提出，因為它是本章接下來的拜日式之一部分。

從桌式開始：雙手、雙膝著地，兩手分別位於兩邊肩膀正下方，膝蓋位於髖部正下方，背部放平。不妨在膝蓋下方多放一塊瑜伽墊或毯子，以提供更多緩衝。

從貓式開始：隨著一次呼氣，將額頭和恥骨朝彼此拉近，背部朝天花板拱起，猶如一隻受到驚嚇的貓。

接著進入牛式：隨著一次吸氣，將頭部和尾椎朝天花板抬起，脊椎朝地面下沉，猶如一頭牛的脊椎。

搭配呼吸持續在這兩種脊椎運動之間轉換，吸氣進入牛式，呼氣進入貓式，讓脊椎前前後後變得流暢靈活。

● **下犬式**：這個姿勢往往被稱之為「瑜伽的多重維他命」，因為一個簡單的伸展就能得到許多益處。它可以強化並伸展肩膀、手臂、手部、手腕、整個背部、髖部和腿部，尤其是整個腿部後側的肌肉——膕旁肌、小腿肌，乃至於阿基里斯腱。它也能放鬆神經、心血管和消化系統，並將鮮血帶到腦部。它的益處族繁不及備載。而就本書所要達成的目標來說，最重要的是短暫的下犬式可幫助疲累的打坐者放鬆、舒展，為身體和禪修重新注入活力。

從一系列的貓／牛伸展開始，收在牛式，準備進入下犬式。

腳趾轉到下方，雙腳踩穩，開始盡你所能把膝蓋打直，髖部朝天花板送上去，頭頂朝向地板。

請保持兩邊肩胛骨朝彼此擠壓，腹肌出力，脊椎拉長。

不妨試試其中一邊膝蓋打直，而另一邊膝蓋彎曲，藉以先伸展其中一邊腿部後側，再伸展另一邊。

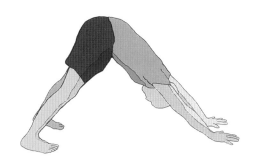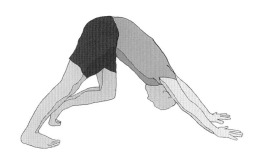

雙膝可以稍微彎曲一點，如果這樣能讓你撐得比較久的話。

如果可以，在進行下犬式時，請保持脊椎拉長、雙腳打直，兩腳足跟朝向地板。停在這個姿勢，至少深呼吸三次。

準備收操時，雙手先朝雙腳走過去，接著上來到髖部，慢慢把上半身抬起來，回到站立山式。再次檢查你的身體是否擺正，以及你朝地下扎根站穩的能力。花時間觀察一下你的呼吸、心跳和你從下犬式收到的特定益處。

● **站立拜日式系列**：這一系列是很好的暖身運動，包括前彎、後彎、伸展全身關節，以及有節奏的呼吸。它通常包含十二個姿勢，一個接一個，連續不間斷。它可以像有氧運動那樣快速進行，也可以像跳舞一樣慢慢來。

不管怎麼做，這個系列都能讓身體準備好，迎接更費力的姿勢，或者當作一個短暫的全包式例行運動。雖然拜日式有許多版本，但以這本書的目的而言，我會提供一套簡單而溫和的例行運動，並將前面介紹過的幾個姿勢結合進來。如果你選擇慢速進行，請試試在整個過程中都保持深呼吸。針對比較快速的版本，則不妨在每次吸氣時後彎，肺部順勢擴張；每次呼氣時前彎，肺部順勢收縮。每次練習這套動作時，你可以選擇只做一輪或多做幾輪。

從站立山式開始，雙掌在胸口正中央合十。

伴隨著溫和的後彎，雙手伸直舉過頭。這類似於我們在站立新月式做過的伸展，胸口朝天花板往上挺，髖部朝前面的牆壁壓過去。

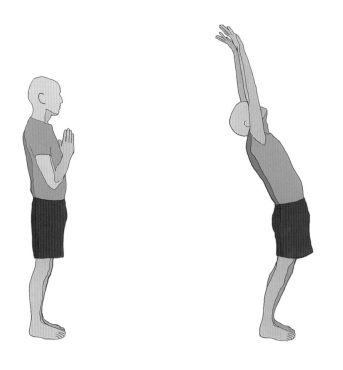

軀幹前彎形成折刀式，雙腿強勁有力地撐住，雙腳往下扎根，手臂貼近耳朵，雙手朝前伸直。

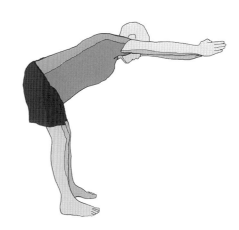

下一步，以髖關節為支點，前彎形成任何一個版本的站立前屈式，雙手碰觸腳趾、地板、小腿、膝蓋後側或大腿後側。

雙膝彎曲，左腳往後退約一百二十～一百三十五公分，進入起跑式。對於伸展髖屈肌和強化膝蓋與髖部而言，起跑式是很好的一個姿勢。

左膝跪地，形成低位起跑式。

又或者，也可以抬高左膝，形成高位起跑式，這會讓髖關節稍微承受多一點的重量。

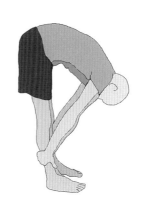

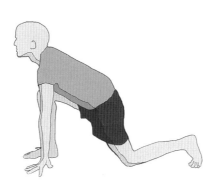

無論是哪一個版本的起跑式，右膝請保持在足踝正上方，右小腿與地面垂直，胸口打開，肩膀往後、往下繞。兩邊髖部離地等高，並且雙雙往下沉，猶如裝滿沙子。

下一步，右腳往後甩，與左腳併攏，盡你所能將雙腳膝蓋打直，髖部朝天花板送上去，頭頂往下朝向地面，形成下犬式。

不妨如前所述，一次彎曲一邊膝蓋。

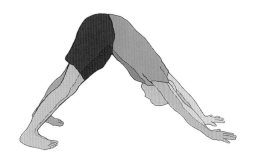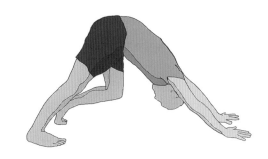

同樣的，膝蓋可以稍微彎曲一點，如果這樣能讓你撐得比較久的話。

手腳保持這樣的位置，膝蓋下來到地面上，開始貓 / 牛伸展。隨著一次呼氣，將額頭和恥骨朝彼此拉近。

隨著一次吸氣，將頭部和尾椎朝天花板抬起，讓脊椎前前後後變得流暢靈活。

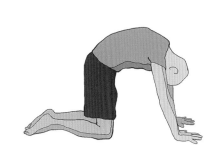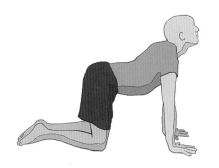

進行幾輪之後，動作收在貓式（尾椎和頭部抬起）。

從這裡開始，我們要把前面的動作再做一次，只不過順序反過來，並且是換身體的另一邊。

依然是在貓式的時候，以腳趾作為支撐，盡你所能把膝蓋打直，進入下犬式，擺出你的最佳姿勢。髖部朝天花板抬高，足跟盡你所能落在地上。

　　左腳往前甩，進入低位起跑式或高位起跑式。如果你很難直接把左腳甩到與雙手對齊的位置，那就把左手伸到左腳足踝後側，把它帶到前面。

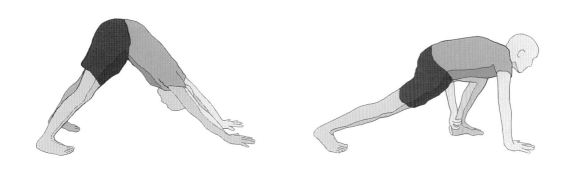

　　以低位起跑式或高位起跑式休息，胸口打開，飽滿地呼吸。

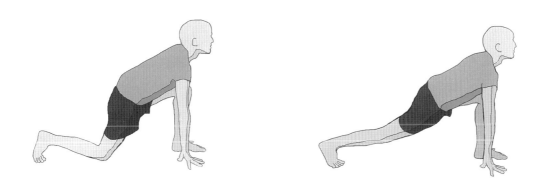

　　右腳往前甩，與左腳併攏。頭部朝地板垂下去，髖部朝天花板抬起，進入站立前屈式。

雙手伸直，手臂在耳朵旁邊或後面，雙腳扎根站穩，腹肌縮進去，上半身抬起來，形成站立折刀式，脊椎和手臂往前伸展。

雙手往上直指天花板，接著再往後指向你背後的牆壁，胸口朝天，髖部朝前，進入後彎的姿勢。

以起始姿勢作結，雙掌在胸口正中央合十，整個人站挺。

做完一輪之後就停止，或者隨你的意思，按照適合你的步調，想重複這個系列幾次就幾次。

在拜日式一系列練習的結尾，覺察一下全身血液循環的感覺，你或許會注意到手指刺刺麻麻的，或身體其他部位隨著脈搏在顫動。請花時間注意一下你的心跳和呼吸，也注意一下你以站立山式站挺時，藉由緩慢的深呼吸將它們調回正常步調的能力。

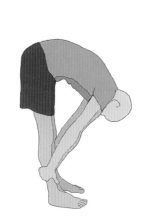
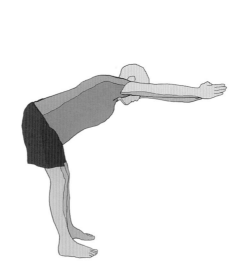
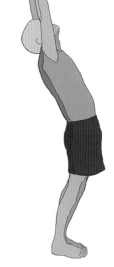

8 站姿：椅上版

● **椅上坐立山式**：山式是所有坐姿動作的基礎。無論何時何地，只要我們坐著，山式也是一個休息以及重新矯正姿勢的好位置。要恰當地把山式做到位，需費相當的肌力、耐力及專注力。

坐在一張牢固而舒適的椅子上。為了保持穩定，不妨讓椅子靠著牆壁。

用任何你需要的輔助工具來協助支撐。如果雙腳構不到地，請在腳下加一個穩固的墊子或折起來的毯子。理想上，雙腳要與彼此平行，分開約十五～二十公分。無論腳下踩的是什麼，雙腳都應該在它的表面上踩實。

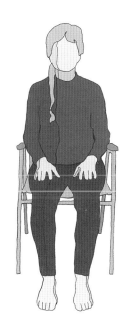

請把身體坐挺，不要靠在椅背上。下背部如果感覺痠痛無力，就試試看在屁股下面放一塊墊子，這有助於讓骨盆前傾、放鬆下背部的肌肉，並將脊椎拉長。後腰塞一塊墊子或捲起來的毛巾也有助於坐直。

注意力來到雙腳。雙腳應感覺踩得很穩、很實。請確定兩腳之間和兩隻腳的四個角落都一樣平衡。

腳趾翹起，覺察一下這個動作為足弓帶來的拉扯。小

腿肌肉出力，將肌肉朝骨頭的方向縮緊。放鬆小腿，放下腳趾，腳趾分開。想像你的雙腳往地下扎根，接著再想像能量從地底深處升上來，穿過雙腳，來到腿部。

雙膝保持與髖部同寬，想像在兩邊膝蓋之間夾緊一顆排球，大腿所有肌肉出力。腹肌縮進去，坐骨往下坐穩，脊椎骨節節拉抬，一路往上拉到頸部，再讓力量從頭頂出去。

身體前側拉長，在髖骨和肋骨底部製造更多空間。這會連帶把胸口拉寬，讓人呼吸得更飽滿。藉由將肩膀朝耳朵往上繞、往後面的牆壁壓、再朝腰部往下垂來加強擴胸的動作。理想上，肩膀要在耳朵正下方，髖部要在肩膀正下方。

下巴保持與地面平行，目光輕輕落在地板上或前面的牆壁上，手掌輕輕放在大腿上。

請檢察你的髖部、膝蓋和足踝，它們各自都要呈九十度彎曲。

花點時間深呼吸，擁抱一下身體的長度和力量。

● **椅上新月式系列**：新月式是坐立山式的延續，並進一步為身體兩側、前側和後側提供很好的伸展。

以山式把身體擺正、坐穩，雙手舉過頭頂，或者保持兩手平行、掌心面對掌心，或者雙手互握、食指指向天空。為了照顧到肩膀關節，一如往常，請依個人所需調整手臂的位置。

藉由把腳往下踩、把手往上舉，讓身體保持呈一直線，並將身體拉得更長。這個姿勢叫做「坐立舉手新月式」。

左腳甚至更用力地往下踩，雙手和軀幹往右伸展，食指指向天花板和牆壁的交界處。從左腳足跟外側到左手指尖，沿著整個身體左側呼吸。尤其是要隨著每一次吸氣，將左邊肋骨打開。請保持這個姿勢，至少深呼吸三次。

回到坐立舉手新月式，雙腳在地上踩穩，指尖指向天花板。換邊進行同樣的伸展。從右腳足跟外側到右手指尖，沿著整個身體右側呼吸。尤其是要隨著每一次吸氣，將右邊肋骨打開。請保持這個姿勢，至少深呼吸三次。

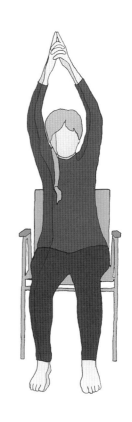

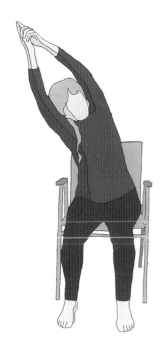

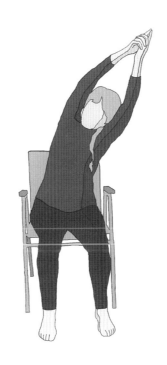

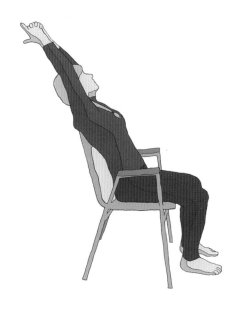

再次回到坐立舉手新月式，雙腳在地上踩穩，指尖指向天花板。隨著一次吸氣，胸口往上挺，雙手舉過頭，伸向你背後的牆壁。坐穩，髖部往前推，以這個溫和的後彎姿勢深呼吸三次。

隨著一次呼氣，上半身往前擺盪，以髖關節（而非腰部）為支點彎下去，盡可能保持脊椎拉長。股四頭肌出力，腹肌縮進去，雙手打直，與地面平行，形成折刀式。

請停在這個強力的前折姿勢，呼吸三次，接著盡可能整個徹底深彎下去（如有任何身體狀況不允許你把頭垂到低於心臟的位置，則請跳過這個部分的動作）。如果可以，就讓你的雙手碰到膝蓋、小腿前側或腳趾。如果碰得到地，就將手掌按在雙腳兩側的地板上。

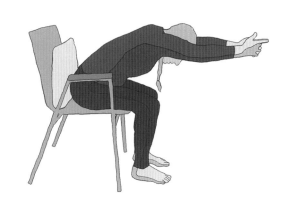

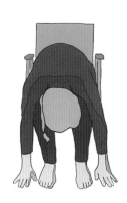

這個前彎的動作，無論你做的是哪一種形式，胸口都要朝大腿貼近。如果不會覺得頭暈，就讓頭部往地面下垂。請停在這個伸展動作，深呼吸三次。

準備好時，放鬆回到折刀式，接著再做後彎動作，最後回到坐立舉手新月式。慢慢將雙手降至大腿。以完全擺正的椅上坐立山式，再享受三次美妙的深呼吸。注意一下背部、脊椎和身體兩側收到的效果，乃至於這套動作帶來的其他感受。

● **椅上戰士一式**：顧名思義，戰士式能為我們的練習帶來力量、耐力與勇氣，此外也能為髖部和鼠蹊部一帶帶來彈性，並伸展肩膀與手臂，放鬆緊繃的上背部和頸部。

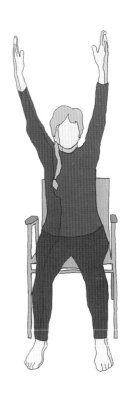

　　戰士一式是戰士式當中面向前方的版本，從身體完全擺正的坐立山式開始，雙手垂在兩側，肩膀往後、往下繞，雙腳踩穩，兩腳分開約六十～九十公分。足部、髖部和肩膀面向正前方。

　　高舉雙手，掌心面向彼此，或十指交扣、食指向上。

　　想像大腿之間夾緊一顆海灘球，雙膝保持分開，脊椎拉長，把氣飽滿地吸進你的戰士胸腔裡。下半身重心往下放，上半身朝天空延伸。

　　你可以用三段式深呼吸（見第26～27頁）或快速提神呼吸（見第28～29頁）滋潤你的身體。

　　準備好時，雙手放下，置於大腿。以緩慢的深呼吸收操，花時間注意一下這個動作帶給你的力量。

● **椅上戰士二式**：這個動作類似椅上戰士一式，但著重手臂和肩膀的伸展與強化，打開髖關節的方式也略為不同。

再次從坐立山式開始，兩腳分開約六十～九十公分，雙腳都往右轉。

雙手朝天花板舉高，腹肌縮進去，脊椎拉長。

手臂往兩旁張開，與地面平行，掌心向下，肩膀往上、往後、往下繞，只要繞一次就好。

頭部轉向右邊。雙腳踩穩，兩邊膝蓋分開，大腿內側朝彼此擠壓，拉長脊椎，雙手手臂往反方向伸展，一路伸展到指尖。

目光越過右手指尖，加強水平伸展的感覺。

脊椎保持與地面垂直，飽滿地深呼吸，想像從脊椎底部把氣沿著脊椎骨一節節吸上來，最後從頭頂出去。想像把氣吸進你的戰士胸腔裡，並隨著每一次呼氣，將力量從手臂送到每一根手指的指尖。

停在這個姿勢，至少深呼吸三次。

結束後，回到坐立山式，花點時間休息，讓呼吸回到正常的步調。

雙腳都往左轉，請繼續換左邊進行戰士二式。至少停留三個深呼吸。

準備好了就回到山式，花時間注意一下全身上下對這個姿勢的回應。

● **椅上三角式**：三角式可爲脊椎、肩膀、髖部和身體兩側帶來額外的伸展。

從戰士二式的姿勢開始，兩腳分開約六十～九十公分，手臂往兩旁張開，腳趾和頭部轉向右邊。

坐骨往下坐穩，腹肌縮進去，脊椎和頸部挺直。

雙手往反方向延伸，手臂出力，掌心向下。

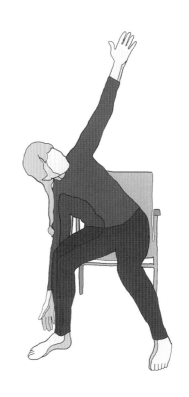

髖部往左移，軀幹往右傾，擺出一座風車的樣子，右手往地板延伸，左手朝天舉高。越來越深入這個姿勢的同時，不要爲了靠地板更近而犧牲掉脊椎的長度和呈一直線的狀態。雙手手臂也應該伸長呈一直線。

一旦找到了讓你感覺很強又很穩的位置，接下來就試試看把右邊髖部往前推、左邊髖部往後推，胸口往上挺。

如果可以，就在舒服的範圍內拉長你的脊椎和頸部，並將頭轉上去看在上面的那隻手（左手）的拇指。

以這個姿勢深呼吸，把氣吸到身體的每一個相關部位當中。想像在肩膀、髖部和肺部製造更多空間，強化腿部和足部，並拉長手臂和脊椎。

準備好時，放鬆回到戰士二式，腳趾和頭部轉到左邊，換邊重複三角式。

準備好時，放鬆回到山式，把身體回正。請花點時間注意一下這些動作爲你的姿勢、呼吸和耐力帶來的效果。

● **椅上坐立前屈式**：所有的前屈式都能爲背部和脊椎帶來很好的伸展、爲消化器官帶來溫和的按摩，並促進血液流向

腦部。請看看以下所述的哪個前屈式最適合你。

以坐立山式坐穩、坐正，雙手舉過頭頂。為了照顧到肩膀關節，一如往常，請依個人所需調整手臂的位置。

藉由把腳往下踩、把手往上舉，讓身體保持呈一直線，並隨著吸氣將身體拉得更長。

隨著一次呼氣，上半身往前傾，以髖關節（而非腰部）為支點彎下去，盡可能保持脊椎拉長，與地面平行。股四頭肌出力，腹肌縮進去，雙手伸出去，形成強力的折刀式前折姿勢。

請停留至少三次深呼吸。

從折刀式開始，盡可能往前深彎下去。

你或許能碰到你的小腿前側或腳趾。如果碰得到地，就把掌心按在雙腳兩側。

請按照個人狀況調整這個姿勢。如果把頭往下垂會讓你頭昏，或有任何身體狀況不允許你把頭垂到低於心臟的位置，你也可以將雙手置於大腿或膝蓋，只要往前伸展就

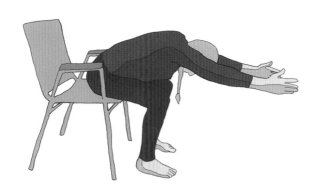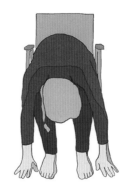

好，不必往下。

　　擺出這個姿勢時，你也可以把雙腳盡量伸出去，並在地上踩實，雙手沿著腿部往下伸過去。這能為下背部提供稍微更強一點的伸展。進行這個動作時要坐在椅子前緣。

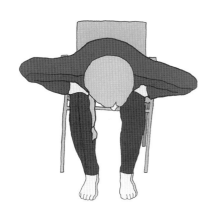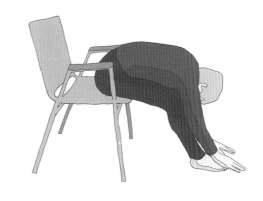

　　無論採取哪一種方式的前彎，胸口都要朝大腿前側貼近，並讓頭部與脊椎保持呈一直線。請停在這個姿勢，至少深呼吸三次。準備好時，放鬆回到折刀式，接著再回到坐立山式。坐挺，注意一下背部、頸部、肩膀和手臂肌肉收到的效果，也注意一下你的心跳和呼吸，以飽滿的深呼吸讓一切的步調放慢下來。

● **椅上身印式**：除了能促進肩膀的血液循環，這個姿勢也能增進脊椎和上半身的血液流動。所謂的身印，翻譯過來的意思是「瑜伽的封印」，這指的是它展現瑜伽其中一個最高境界的力量，亦即心腦合一。

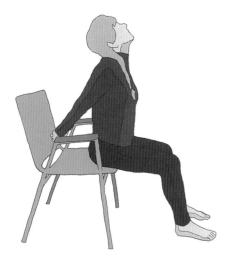

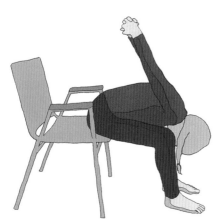

以山式坐在椅子前緣，脊椎拉長，腳踩實，兩腳分開約六十～九十公分。不妨讓雙腳稍微內八。

雙手在背後交握，如果這樣會讓你的肩膀很難過，就在兩手之間抓一條瑜伽帶（或一隻襪子之類隨手可得的東西）。

下巴隨著一次吸氣朝天花板抬起，手臂盡你所能舉高，促使肩胛骨互相擠壓。

頭頂隨著一次呼氣朝地板垂下，上半身以髖部為支點向前傾，交握的雙手盡你所能舉起。按照個人所需調整這個姿勢，並停留至少三個深呼吸。

藉由腹肌出力，慢慢退出這個姿勢。軀幹抬起來，手臂持續舉起，遠離背部，能舉多高就舉多高，能舉多久就舉多久。

手臂保持舉高，下巴和胸口朝天花板抬起，短暫地溫和拱背。準備好時，身體回來坐挺，手掌置於大腿，花點時間深呼吸，消化一下效果。

● **椅上拜日式系列**：這一系列是很好的暖身運動，包括前彎、後彎、伸展全身關節，以及有節奏的呼吸。拜日式有許多版本。通常包含十二個姿勢，一個接一個，連續不間斷。它可以像有氧運動那樣快速進行，也可以像跳舞一樣慢慢來。不管怎麼做，這個系列都能讓身體準備好，迎接一整堂的瑜伽練習，或者當作一個短暫的全包式例行運動。如果你選擇慢速進行，請試試在整個過程中都保持深

呼吸。針對比較快速的版本，則不妨在每次吸氣時後彎，肺部順勢擴張；每次呼氣時前彎，肺部順勢收縮。每次練習這套動作時，你可以選擇只做一輪或多做幾輪。儘管這個系列在傳統上是以站姿進行，學生往往很訝異接下來的椅上版本讓他們達到的伸展程度，乃至於有氧運動效果。

從坐立山式開始，雙腳往下扎根，有意識地踩穩，並將全身上下對齊擺正。雙掌隨著一次呼氣來到胸口正中央合十。

雙手隨著一次吸氣高舉過頭。

隨著一次呼氣彎成折刀式，腿部強而有力地踩穩，手臂貼近耳朵，並朝前面的牆壁伸直。

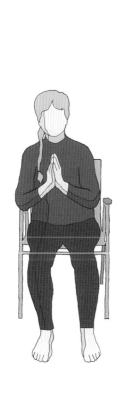
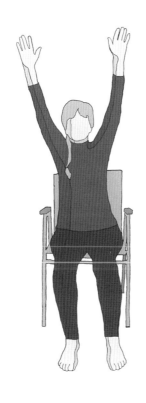
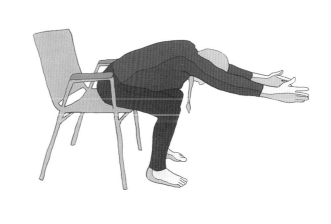

下一步，以髖關節為支點往前折，形成任何一種版本的坐立前屈式，手碰到膝蓋、小腿前側、腳趾或地板。

隨著一次吸氣，重新坐起來，並以雙手將右膝朝胸口抱過去，下巴同時朝天花板抬起。

呼氣，額頭和右膝朝彼此拉近。

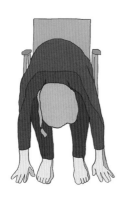

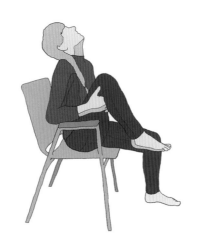

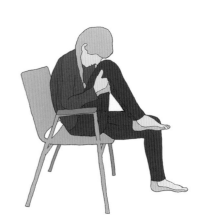

再次吸氣時，右腳放回地面，雙手舉高。

再次呼氣進入折刀式。

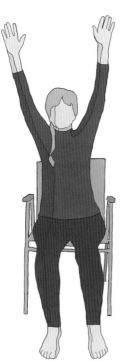

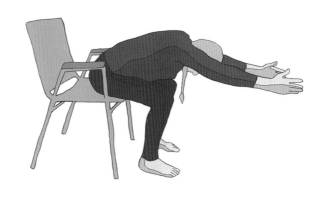

以髖關節為支點折下去，形成任何一種版本的坐立前屈式。

吸氣，以雙手將左膝抱到胸口，下巴同時朝天花板抬起。

呼氣，額頭和左膝朝彼此拉近。

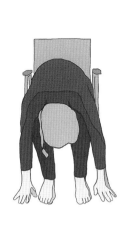
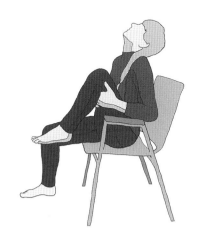
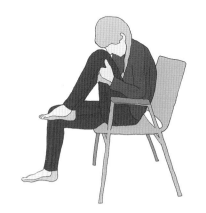

吸氣的同時，左腳放回地上，雙手舉高。以起始姿勢收操：回到坐立山式，呼氣，掌心來到胸口正中央合十。這就完成了一輪的椅上拜日式，你可以就此打住，也可以再繼續多做幾輪。

結束時，慢慢享受幾次長長的深呼吸，注意身體每一個好好受到了伸展的部位。

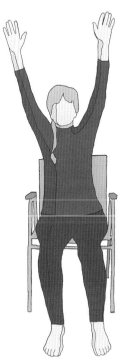

9 放鬆

　　多數瑜伽老師都會建議，在任何伸展運動收操時，至少要有一段短暫的放鬆時間，以徹底吸收練習的效果。如果你花了二十到三十分鐘做伸展，在結束時就至少要花三分鐘放鬆。即使你只做了三分鐘的伸展，結尾時也要稍事停頓，覺察一下身體各個部位的感受，並進行幾次緩慢的深呼吸。許多人覺得自己可以略過瑜伽練習的這個面向，他們認為做動作才是真正重要的部分，放鬆只是錦上添花而已。但在一次的練習當中，倘若略過這個部分，這次練習的很多好處就會喪失掉了。有意識的休息能給你充分的時間，讓呼吸和心跳慢下來，讓身體排除先前累積的毒素，讓新鮮的氧氣滋潤每一個細胞，讓器官、腺體、血液和淋巴系統找到平衡，也讓整個神經系統徹底休息。它是開始禪修前的完美預備動作。

　　我也建議在每一次的練習開始時就先短暫放鬆一下。這麼做有助於讓人從日常生活的快節奏，轉換到一個有利於伸展的和緩步調。

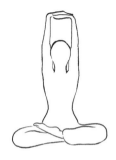

●**全身掃描**：在伸展之前練習這個技巧，有助於讓我們體貼

入微地注意到自己的身體需要哪一種伸展，哪裡可能需要小心，哪裡又可以迎接更多的挑戰。只要花一分鐘掃描全身上下，就能將我們的活動轉化成一種禪修的形式。

在墊子上或椅子上，找到一個舒服的位置，意識集中到足部和小腿，接著來到膝蓋一帶，再上來到大腿。注意任何目前受傷或曾有舊傷的區域，感受一下是否有任何失衡或緊繃的情形。再把意識帶到髖部、臀部、腹部和下背部。注意肋骨、背中間、胸部和上背部。注意呼吸的位置和感覺：是深或淺？經由鼻子或嘴巴？充滿整個肺部或只是上肺部？氣流很順還是很卡？將這支內在意識的手電筒沿著脊椎照到頸部、喉嚨、臉部、頭皮，最後照到眼睛。注意眼周或眼睛後面的知覺感受。深呼吸一口氣，讓氣充滿前述每一個人體部位。呼氣時想像氣流從頭到腳掃過全身，像一陣淨化的風。伴著這個全身掃描的結果和你從中獲取的訊息休息，接著在你準備好時繼續進行到伸展練習。

 ## 大休息

一堂瑜伽練習結束後，練習者在放鬆時擺出的姿勢就叫做大休息（Savasana），它從梵文直譯過來的意思是「攤屍式」，這顯示出它休息的程度有多麼深沉。如果你是躺著進行大休息，不妨用眼枕蓋住眼睛。這麼做能擋掉光線，放鬆眼睛、眼周、眼睛後方、視神經，乃至於大腦，讓整個神經

系統休息。大休息通常是躺在地上進行的，但你也可以坐在椅子上。無論選擇哪個版本，隨手準備一條毯子用來蓋在身上是個好主意。休息時，我們的身體往往會失溫，系統的運作也會慢下來。

為了確保獲得徹底的放鬆，不妨自行將以下的指令唸出來、錄起來，讓你可以隨時隨地聆聽，在錄音的帶領下輕而易舉地進行這個過程，進入深沉的休息。如果你這麼做，請在錄音中留下恰當長度的空白時間，好讓你在整個過程中的每個步驟都能充分放鬆。你或許較想要搭配本書的CD，訂購資訊請見本書最後的參考資料。

●**墊上大休息**：依你所需，在讓你足以覺得很舒服的墊子上躺平。你也可以在頭部下方放一條折起來的毛巾，並在膝蓋下方墊一塊墊子。

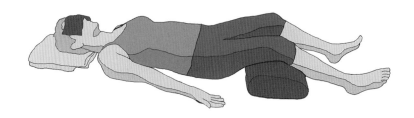

以雙手將後頸拉長，輕輕將頭部往後拉。頭部放在地上之後，將下巴朝胸口收起，以助維持後頸的長度。

雙腳分開約三十～四十五公分放置於地。

手臂離開身體兩側放置，掌心向上。

雙手雙腳都要保持與身體中線等距——也就是說，任何一隻手腳和另一隻手腳的角度都應該相同。

從掃描全身開始，注意身體左右兩邊、前後兩面是否殘留任何緊繃或失衡。注意你所做的伸展是否帶來任何特別的效果。

注意你呼吸的氣流、思緒的狀態和注意力的品質。

想像身體任何一個部位所殘留的緊繃或痠痛都往下來到右腳。隨著一次吸氣，將右腳繃緊，接著整隻右腿繃緊，再舉高離地約八公分。閉氣，把腳繃得更緊，再隨著一次大聲的呼氣，讓腳掉下去。右腳左右轉動一番，讓所有的緊繃都從腳趾尖釋放出去。

換左邊做一樣的動作：隨著一次吸氣，將左腳和左腿繃緊舉起，閉氣停住，接著大聲呼氣，把腳放掉。雙腳左右轉動，轉完雙雙往下沉，徹底放鬆。

意識來到雙手。用力握拳，十指張開，再緊握成拳。隨著一次吸氣，手臂打直舉高約八公分，停住，再隨著一次大聲的呼氣掉下來。手臂左右滾動，接著再整個放掉。

髖部隨著一次吸氣抬起，隨著呼氣掉下來，並左右轉動。

兩邊肩膀往前擠壓、往後擠壓，再往上提高，同時擠眉弄眼。隨著呼氣放鬆臉部，讓肩膀掉下來，並左右轉動。

吐舌，挑眉，伸展臉部，並隨著一次呼氣讓臉部肌肉放鬆。

如果身體還有其他部位覺得緊繃，就將那個部位繃緊、舉起、停住，接著再放鬆，讓它沉下去。

想像放鬆的作用從足底擴散到腳趾，接著上來到腳背、足踝、小腿、膝蓋周邊和後側，再到大腿。讓你的腳和腿感覺很沉重地朝地面沉下去。將一樣的放鬆作用送到手指、手部和手臂，再上來到肩膀。也讓肩膀朝地面沉下去。意識來到脊椎底部，沿著每一節脊椎骨上來到頸部，最後上來到頭部，再從頭頂出去。意識來到下背部、背中間和上背部的肌肉，尤其是沿著脊椎骨兩側延伸的肌肉。把放鬆的感覺帶到腹肌、肋骨、胸口和所有內臟，每個部位一一歸位。

再次注意呼吸和心跳。在這裡停一會兒，感受內在的律動。

將意識帶到頸部、喉嚨和下顎。讓臉部肌肉垮下來，放鬆耳朵周圍和耳後、鼻子周圍和臉頰、整個額頭和頭皮，尤其是眼周和眼睛後面。

感受一下身體下方的地板給你的支撐，讓身體進入深度的休息。在這裡停留至少一分鐘，想停得更久也可以。

準備結束時，要慢慢地起身。再次注意你的呼吸，讓氣吸得更深。手指和腳趾動一動，雙手和雙腳伸一伸。以任何你覺得舒服的方式，把全身上下都伸展一下，接著慢慢轉向側邊，形成嬰兒式。在這裡至少休息三十秒。

準備好時，用手把自己推起來坐好。花時間注意一下這次放鬆以及這整堂瑜伽為你的身心帶來的效果。請隨身

攜帶這些效果，把它們帶到你的打坐練習和日常生活當中。

● **椅上大休息**：請確保身體呈一直線，並有足夠的支撐讓你能獲得完全的休息。

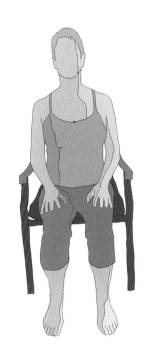

　　肩膀往後、往下繞，兩邊肩胛骨稍微彼此擠壓，接著讓肩膀朝地面垂下。

　　從掃描全身開始，注意身體左右兩邊、前後兩面是否殘留任何緊繃或失衡。注意你所做的伸展是否帶來任何特別的效果。

　　注意你呼吸的氣流、思緒的狀態和注意力的品質。

　　想像身體任何一個部位所殘留的緊繃或疼痛都往下來到右腳。隨著一次吸氣，將右腳繃緊，接著整隻右腿繃緊，並伸直舉高離地約八公分。閉氣，把腳繃得更緊，再隨著一次大聲的呼氣，讓腳掉下去。右腳左右轉動一番，讓所有的緊繃都從右腳腳趾釋放出去。

　　換左邊做一樣的動作：隨著一次吸氣，將左腳和左腿繃緊舉起，閉氣停住，接著大聲呼氣，把腳放掉。雙腳左右轉動，轉完雙雙往下沉，徹底放鬆。

　　意識來到雙手。用力握拳，十指張開，再緊握成拳。隨著一次吸氣，手臂打直舉起，往兩旁張開，再隨著一次大聲的呼氣掉下來。甩一甩手臂，甩完再放掉。

　　吸氣，縮緊臀部肌肉。隨著一次呼氣，放鬆臀部，並讓臀部左右擺動。

兩邊肩膀往前擠壓、往後擠壓，再往上提高，同時擠眉弄眼。隨著呼氣放鬆臉部，讓肩膀掉下來，並左右扭動一番。

　　吐舌，挑眉，伸展臉部，並隨著一次呼氣讓臉部肌肉放鬆。

　　如果身體還有其他部位覺得緊繃，就將那個部位繃緊、舉起、停住，接著再放鬆，讓它沉下去。

　　想像放鬆的作用從足底擴散到腳趾，接著上來到腳背、足踝、小腿、膝蓋周邊和後側，再到大腿。讓你的腳和腿感覺很沉重地朝地面沉下去。將一樣的放鬆作用送到手指、手部和手臂，再上來到肩膀。也讓肩膀朝地面沉下去。意識來到脊椎底部，沿著每一節脊椎骨上來到頸部，最後上來到頭部，再從頭頂出去。意識來到下背部、背中間和上背部的肌肉，尤其是沿著脊椎骨兩側延伸的肌肉。把放鬆的感覺帶到腹肌、肋骨、胸口和所有內臟，每個部位一一歸位。

　　再次注意呼吸和心跳。在這裡停一會兒，感受內在的律動。

　　將意識帶到頸部、喉嚨和下顎。讓臉部肌肉垮下來，放鬆耳朵周圍和耳後、鼻子周圍和臉頰、整個額頭和頭皮，尤其是眼周和眼睛後面。

　　感受一下身體下方的椅子給你的支撐，讓身體進入深度的休息。在這裡停留至少一分鐘，想停得更久也可以。

　　準備結束時，要慢慢地起身。再次注意你的呼吸，讓

氣吸得更深。手指和腳趾動一動，雙手和雙腳伸一伸。以任何你覺得舒服的方式，把全身上下都伸展一下。在這裡至少休息三十秒，靜靜旁觀氣流的出入，看著身體充滿清新的能量。

花時間注意一下這次放鬆以及這整堂瑜伽爲身心帶來的效果。請隨身攜帶這些效果，把它們帶到你的打坐練習和日常生活當中。

10 連續動作建議套組

要在何時做什麼動作，取決於你的作息、環境與需求。一般而言，老師會建議在空腹時、在一個安靜寧神的場所，以及在一段可以專注於身體與呼吸律動的時間練瑜伽。傳統上建議每天至少練一或二次，在早晨和／或傍晚練。這些是自然而然安靜下來的時間，也是在吃大餐之前的時間，有可能正符合你的作息和日常節奏。但如果因為家務或工作的需求，這些原則並不適用於你，那就選擇適合你的做法。

舉例而言，我記得自己曾趁著孩子在睡午覺時把握時間練瑜伽。我訓練自己把他們的哭聲當成打坐結束的鐘聲。我會深深一鞠躬，把他們抱起來，繼續忙碌的生活。我也記得自己曾和一群在禪修過程中不允許舒展筋骨的僧團一起打坐；練瑜伽被認為是從禪修當中大大的分心。我只有一點點不好意思地在此報告，那些年裡，我就在僧堂旁邊的小浴室當中，趁著經行空檔，做了一些很棒的瑜伽伸展。

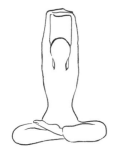

如果你的目標只是要為打坐做準備，或在打坐結束後放鬆一下，那麼在打坐前後做你最需要的動作即可。如果你覺得想做一段為時更長的瑜伽練習，不妨嘗試一套以下所建議

的系列動作。我想，最重要的是投入全副注意力，給予自己正合個人所需的東西。在練瑜伽之時，讓伸展成為一種修行，而不是一件要趕快完成、只求把它從清單上劃掉的有待處理事項。

允許每個姿勢都有至少停留三次深呼吸的時間，只要你想，也可以停留得更久。練習時不妨關掉手機，告訴與你同住的人說你需要一段安靜的時間，或者掛一個友善的牌子，要求不受打擾。即使只是一段短時間的瑜伽練習，為了沉澱下來進入禪修式的伸展，從全身掃描（見第134～135頁）開始、以某個版本的大休息（見第135～139頁）和有意識的深呼吸（第26～27頁的任何一種運動）收操，都會很有幫助。

在接下來的頁面上，有些插圖是給椅上運動用的，有些是給墊上運動用的，還有些是椅上和墊上都適用。

五分鐘墊上連續動作

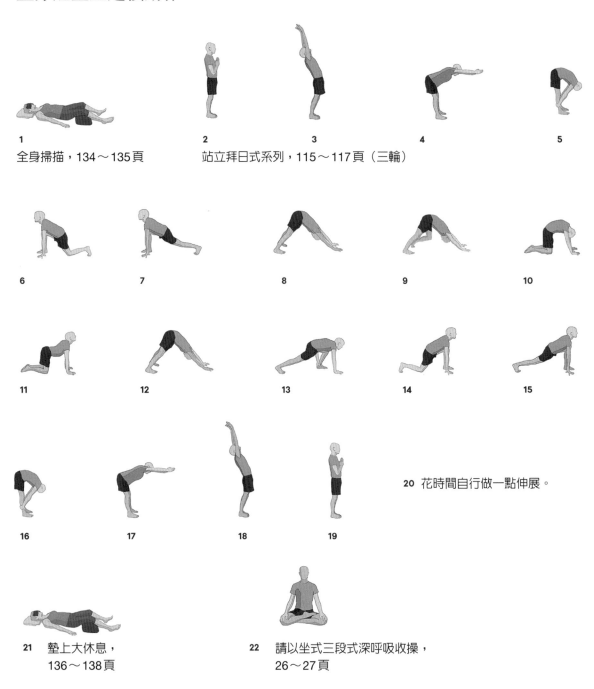

1 全身掃描，134～135頁

2 　**3**　站立拜日式系列，115～117頁（三輪）　**4**　**5**

6　**7**　**8**　**9**　**10**

11　**12**　**13**　**14**　**15**

16　**17**　**18**　**19**

20 花時間自行做一點伸展。

21 墊上大休息，
136～138頁

22 請以坐式三段式深呼吸收操，
26～27頁

五分鐘椅上連續動作

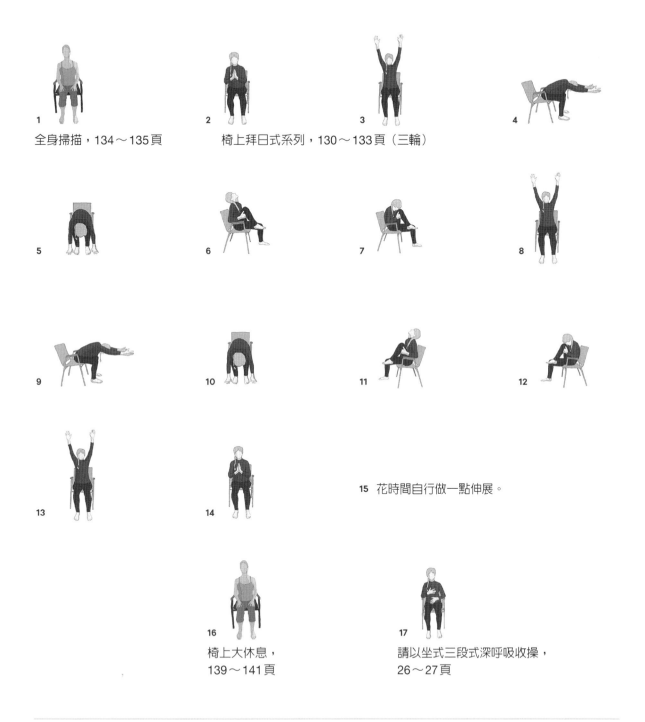

1　全身掃描，134～135頁

2　3　椅上拜日式系列，130～133頁（三輪）

4

5　6　7　8

9　10　11　12

13　14

15　花時間自行做一點伸展。

16　椅上大休息，
139～141頁

17　請以坐式三段式深呼吸收操，
26～27頁

墊上放鬆連續動作

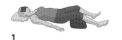

1

全身掃描，134～135頁

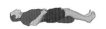

2

三段式深呼吸，26～27頁

3

4

5

換邊經鼻呼吸，28頁

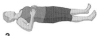

6
垂直眼球運動，31頁（重複四次）
水平眼球運動，31頁（重複四次）
對角線眼球運動，31頁（重複四次）
環狀眼球運動，31頁（重複四次）

7

舒緩眼睛疲勞，32頁

8

顳顎關節運動與放鬆，
32頁

9　　　**10**

頸部前後伸展，33頁
（重複四次）

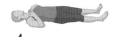

11　　　**12**

頸部左右伸展，33～34頁
（重複四次）

13

耳至肩頸部伸展，
34～35頁

14　　　**15**

肩膀繞圈，35頁（雙手搭在肩膀上，
往前、往後各繞四圈；雙手手臂反方
向伸展，往前、往後各繞四圈）

16　　　**17**

肘／肩運動，
36頁（重複這
整套動作四次）

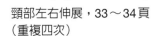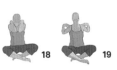

18　　　**19**

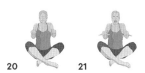

20 **21**

獅吼式，39頁
（三次，發出聲音！）

22

肩／頸最後放鬆，
39頁

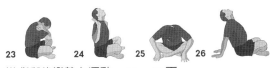

23 **24** **25** **26**

拱背與後彎墊上運動，47～48頁

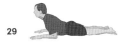 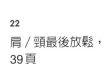

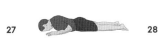 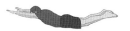 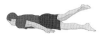 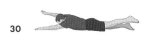 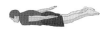

27 **28** **29**

眼鏡蛇式墊上運動，49～50頁

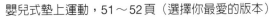

30

蝗蟲系列，54～56頁（選擇你最愛的版本）

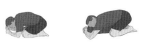 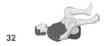 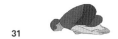

31 **32**

嬰兒式墊上運動，51～52頁（選擇你最愛的版本）　　　　　下背部畫圈運動，59頁

33 **34** **35** **36**

膝蓋側倒運動，61～62頁　　　　　　　　　　跨腿膝蓋側倒運動，63～64頁

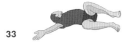 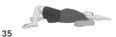 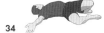 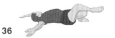

37 **38** **39** **40**

女神式，64頁　　　簡易脊椎扭轉墊上運動，　往前半彎墊上運動，
　　　　　　　　　45頁　　　　　　　　　96頁

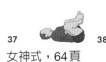 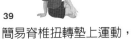

41 **42** **43**

往前全彎墊上運動（用瑜伽帶或瑜伽枕），97頁　花時間自行做　墊上大休息，136～138頁
　　　　　　　　　　　　　　　　　　　　　　一點伸展。

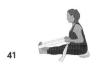   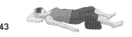

椅上放鬆連續動作

1
全身掃描，134～135頁

2
三段式深呼吸，
26～27頁

3
換邊經鼻呼吸，
28頁

4 垂直眼球運動，31頁
（重複四次）

5 水平眼球運動，31頁
（重複四次）

6 對角線眼球運動，31頁
（重複四次）

7 環狀眼球運動，31頁
（重複四次）

8
舒緩眼睛疲勞，
32頁

9
顳顎關節運動與放鬆，
32頁

10　　**11**
頸部前後伸展，33頁
（重複四次）

12　　**13**
頸部左右伸展，33～34頁
（重複四次）

14
耳至肩頸部伸展，34～35頁
（兩邊各一次長長的伸展）

15　　**16**
肩膀繞圈，35頁（雙手搭在肩膀上，
往前、往後各繞四圈；雙手手臂反方
向伸展，往前、往後各繞四圈）

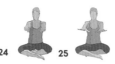

17　　**18**　　**19**　　**20**
肘／肩運動，36頁（重複這整套動作四次）

21　　**22**
獅吼式，39頁
（三次，發出聲音！）

23
肩／頸最後放鬆，
39頁

 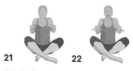

24　　**25**　　**26**　　**27**　　**28**　　**29**　　**30**
手指／手部／手腕伸展，40～42頁

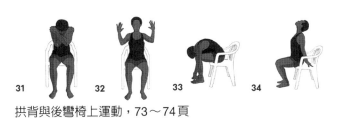
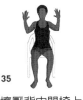

31　　32　　33　　34

拱背與後彎椅上運動，73～74頁

35

擠壓背中間椅上
運動，74頁

36

坐式後彎椅上運動，
78頁

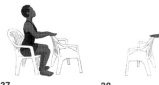
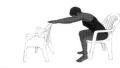
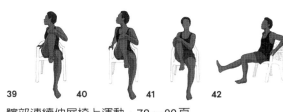

37　　38

眼鏡蛇式／嬰兒式椅上運動，75～76頁

39　　40　　41　　42

髖部連續伸展椅上運動，78～80頁

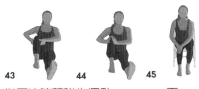
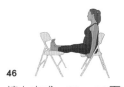
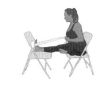

43　　44　　45

指壓法膝蓋強化運動，87～88頁

46

椅上木式，88～89頁

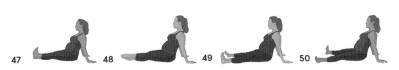

47　　48　　49　　50

足部伸展，89～90頁

51

雙椅往前半彎運動，
98～99頁

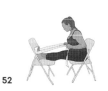
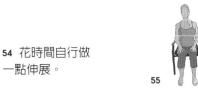

52

雙椅往前全彎運動，
99頁

53

簡易脊椎扭轉椅上運動，
70～71頁（如有必要，
可將膝蓋側向一邊）

54　花時間自行做
一點伸展。

55

椅上大休息，
139～141頁

墊上提神連續動作

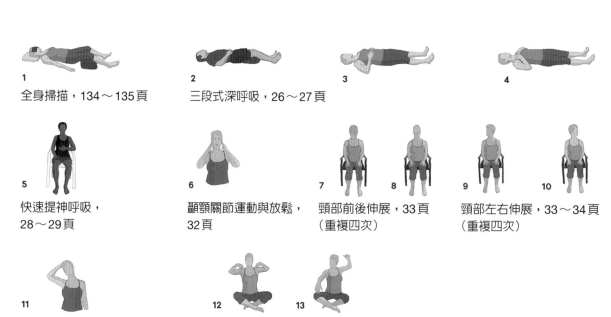

1 全身掃描，134～135頁

2 三段式深呼吸，26～27頁

3

4

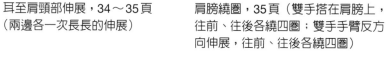

5 快速提神呼吸，
28～29頁

6 顳顎關節運動與放鬆，
32頁

7 **8** 頸部前後伸展，33頁
（重複四次）

9 **10** 頸部左右伸展，33～34頁
（重複四次）

11 耳至肩頸部伸展，34～35頁
（兩邊各一次長長的伸展）

12 **13** 肩膀繞圈，35頁（雙手搭在肩膀上，
往前、往後各繞四圈；雙手手臂反方
向伸展，往前、往後各繞四圈）

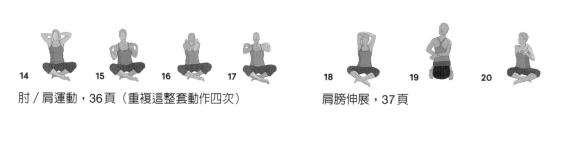

14 **15** **16** **17** 肘／肩運動，36頁（重複這整套動作四次）

18 **19** **20** 肩膀伸展，37頁

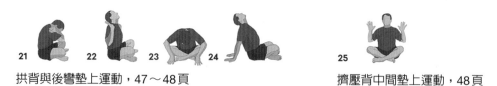

21 **22** **23** **24** 拱背與後彎墊上運動，47～48頁

25 擠壓背中間墊上運動，48頁

26 **27**
脊椎扭轉搭配頸部與眼睛伸展墊上運動，
45～46頁

28 **29**
獅吼式，39頁
（三次，發出聲音！）

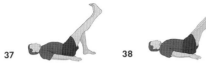

30 **31** **32** **33** **34** **35**

36
肩／頸最後放鬆，
39頁

指壓法關節炎舒緩手部運動，42～43頁

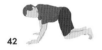 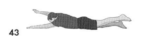 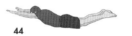 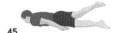

37 **38**
墊上抬腳運動，52～53頁

39 **40** **41**
貓／牛伸展，59～60頁

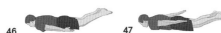 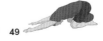

42
搖尾巴，60頁

43 **44** **45**
蝗蟲系列，54～56頁（選擇你最愛的版本）

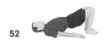 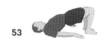

46 **47** **48** **49** **50** **51**
嬰兒式墊上運動，51～52頁（選擇你最愛的版本）

52 **53** **54**
橋式，57～58頁（選擇你最愛的版本）

55
下背部畫圈運動，59頁

接續下一頁

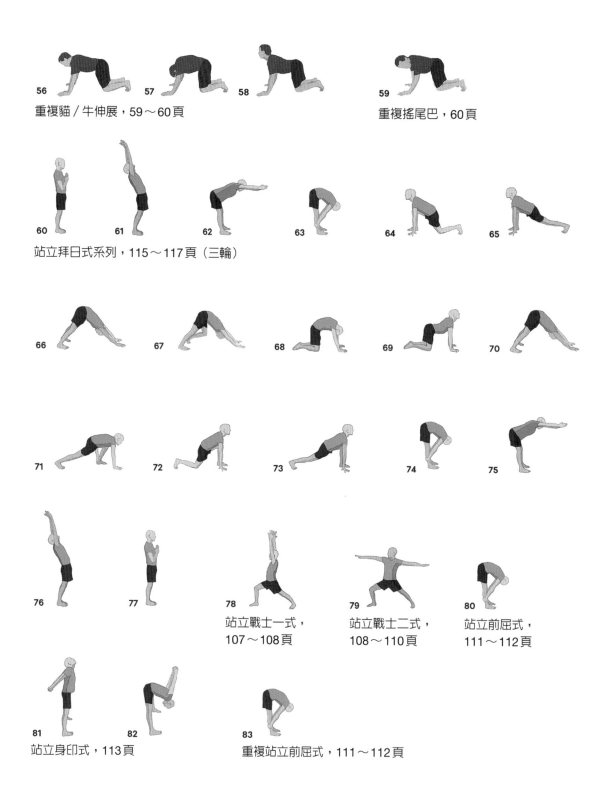

56 57 58 59
重複貓／牛伸展，59～60頁　　　　　重複搖尾巴，60頁

60 61 62 63 64 65
站立拜日式系列，115～117頁（三輪）

66 67 68 69 70

71 72 73 74 75

76 77 78 79 80
站立戰士一式，　站立戰士二式，　站立前屈式，
107～108頁　　　108～110頁　　　111～112頁

81 82 83
站立身印式，113頁　　　重複站立前屈，111～112頁

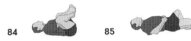 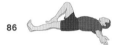 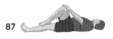 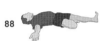

84 女神式，64頁　**85**　**86**　**87**　**88**

膝蓋向下扭轉（髖部連續伸展運動的最後一部分），67～68頁

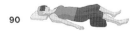

89 花時間自行做
一點伸展。　**90**

墊上大休息，136～138頁

椅上提神連續動作

（這套動作需要兩張牢固的椅子）

1　　**2**　　**3**　　**4**

全身掃描，134～135頁　三段式深呼吸，　快速提神呼吸，　顳顎關節運動與放鬆，
　　　　　　　　　　26～27頁　　　28～29頁　　　32頁

5　　**6**　　**7**　　**8**　　**9**

頸部前後伸展，33頁　　頸部左右伸展，33～34頁　耳至肩頸部伸展，
（重複四次）　　　　　（重複四次）　　　　　　34～35頁

10　　**11**

肩膀繞圈，35頁（雙手搭在肩膀上，往前、往後各繞四圈；
雙手手臂反方向伸展，往前、往後各繞四圈）

接續下一頁

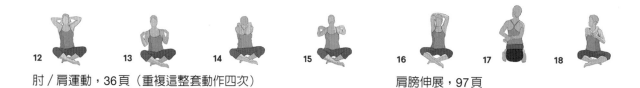

12　13　14　15　16　17　18

肘／肩運動，36頁（重複這整套動作四次）　肩膀伸展，97頁

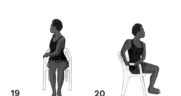

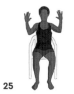
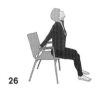

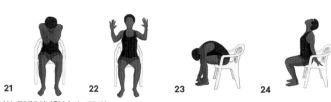

19　20　21　22　23　24

脊椎扭轉搭配頸部與眼睛伸展椅上運動，70～71頁（如有必要，可將膝蓋側向一邊）

拱背與後彎椅上運動，73～74頁

25　26　27　28　29

擠壓背中間椅上運動，74頁

椅上身印式，129～130頁

獅吼式，39頁（三次，發出聲音！）

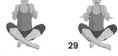

30　31　32　33　34　35

36 肩／頸最後放鬆，39頁

指壓法關節炎舒緩手部運動，42～43頁

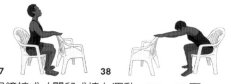
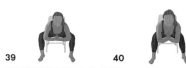

37　38　39　40

眼鏡蛇式／嬰兒式椅上運動，75～76頁

手肘膝蓋互壓椅上運動，91頁

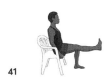

41

椅上抬腳運動，
76～77頁

42

坐式後彎椅上運動，
78頁

 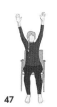

43 **44** **45**

椅上坐立前屈式，127～129頁

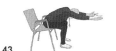 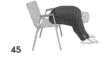 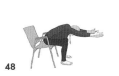

46 **47** **48** **49** **50** **51**

椅上拜日式系列，130～133頁（三輪）

 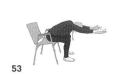

52 **53** **54** **55** **56**

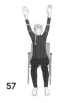

57 **58**

接續下一頁

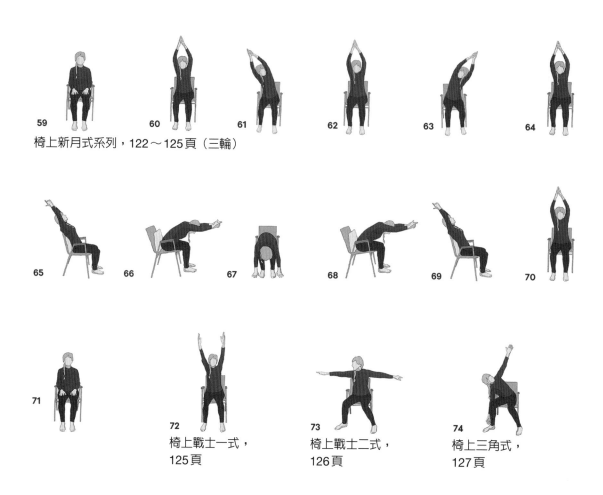

椅上新月式系列，122～125頁（三輪）

椅上戰士一式，
125頁

椅上戰士二式，
126頁

椅上三角式，
127頁

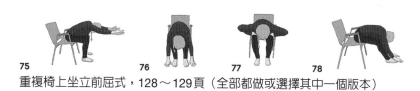

重複椅上坐立前屈式，128～129頁（全部都做或選擇其中一個版本）

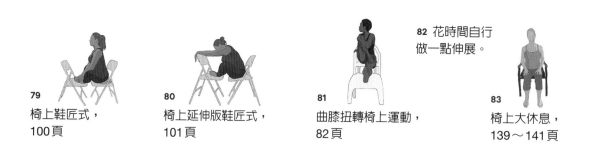

椅上鞋匠式，
100頁

椅上延伸版鞋匠式，
101頁

曲膝扭轉椅上運動，
82頁

82 花時間自行
做一點伸展。

椅上大休息，
139～141頁

墊上肩頸連續動作

 1
全身掃描，134～135頁

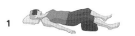 2 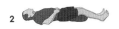 3 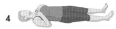 4
三段式深呼吸，26～27頁

 5
快速提神呼吸，
28～29頁

 6
顳顎關節運動與放鬆，
32頁

 7 8
頸部前後伸展，33頁
（重複四次）

 9 10
頸部左右伸展，33～34頁
（重複四次）

 11
耳至肩頸部伸展，
34～35頁（兩邊各
一次長長的伸展）

 12 13
肩膀繞圈，35頁（雙手搭在肩膀上，
往前、往後各繞四圈；雙手手臂反方
向伸展，往前、往後各繞四圈）

 14 15 16 17 18 19 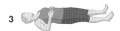 20
肘 / 肩運動，36頁（重複這整套動作四次）　　肩膀伸展，37頁

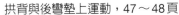 21　22　23　24　25
拱背與後彎墊上運動，47～48頁　　擠壓背中間墊上運動，48頁

接續下一頁

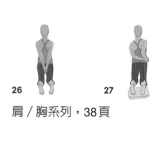
26   **27**

肩／胸系列，38頁

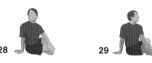
28   **29**

脊椎扭轉搭配頸部與眼睛伸展墊上運動，
36～37頁

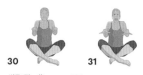
30   **31**

獅吼式，39頁
（三次，發出聲音！）

32 肩／頸最後放鬆，
39頁

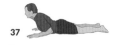 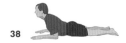
33   **34**   **35**

貓／牛伸展，59～60頁

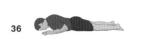 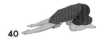
36   **37**   **38**

眼鏡蛇式墊上運動，54～56頁

39   **40**   **41**   **42**

嬰兒式墊上運動，51～52頁（選擇你最愛的版本）

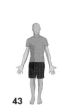 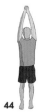 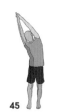 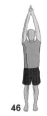 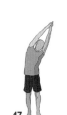 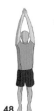 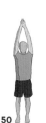 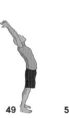
43   **44**   **45**   **46**   **47**   **48**   **49**   **50**

站立新月式系列，105～107頁

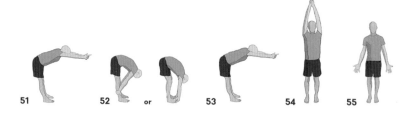
51   **52** or **53**   **54**   **55**

56
站立戰士一式，
107～108頁

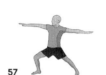

57
站立戰士二式，
108～110頁

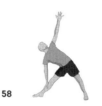

58
站立三角式，
110～111頁

59
站立身印式，113頁

60

61 花時間自行做
一點伸展。

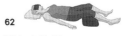

62
墊上大休息，136～138頁

椅上肩頸連續動作

（這套動作需要兩張牢固的椅子）

1
全身掃描，
134～135頁

2
三段式深呼吸，
26～27頁

3
快速提神呼吸，
28～29頁

4
顳顎關節運動與放鬆，
32頁

5

6
頸部前後伸展，33頁
（重複四次）

7

8
頸部左右伸展，33～34頁
（重複四次）

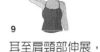

9
耳至肩頸部伸展，
34～35頁

10

11

肩膀繞圈，35頁（雙手搭在肩膀上，往前、往後各繞四圈；
雙手手臂反方向伸展，往前、往後各繞四圈）

接續下一頁

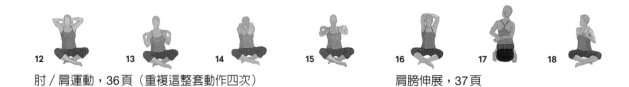

肘／肩運動，36頁（重複這整套動作四次）　　　　肩膀伸展，37頁

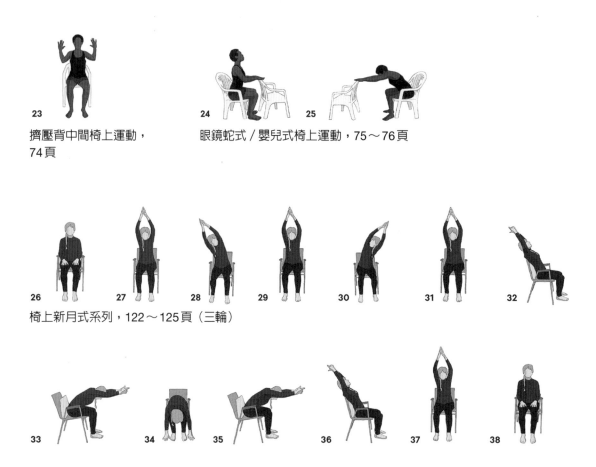

拱背與後彎椅上運動，73～74頁

擠壓背中間椅上運動，
74頁

眼鏡蛇式／嬰兒式椅上運動，75～76頁

椅上新月式系列，122～125頁（三輪）

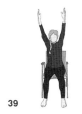

39

椅上戰士一式，
125頁

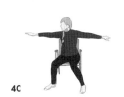

40

椅上戰士二式，
126頁

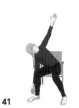

41

椅上三角式，
127頁

42

43

椅上身印式，129～130頁

44

45

脊椎扭轉搭配頸部與眼睛伸展椅上運動，70～71頁
（如有必要，可將膝蓋側向一邊）

46

47

獅吼式，39頁
（三次，發出聲音！）

48 肩／頸最後放鬆，
39頁

49 花時間自行做一點
伸展。

50

椅上大休息，
139～141頁

墊上下背部連續動作

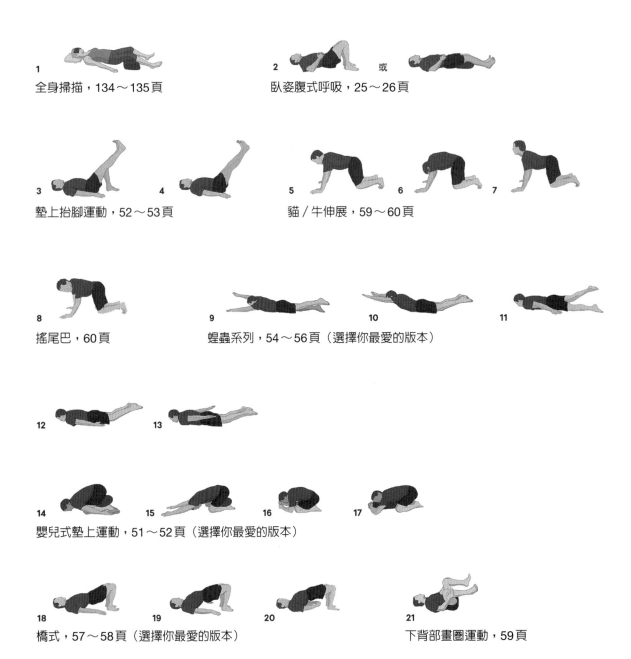

1 全身掃描，134～135頁

2 臥姿腹式呼吸，25～26頁 或

3 4 墊上抬腳運動，52～53頁

5 6 7 貓／牛伸展，59～60頁

8 搖尾巴，60頁

9 10 11 蝗蟲系列，54～56頁（選擇你最愛的版本）

12 13

14 15 16 17 嬰兒式墊上運動，51～52頁（選擇你最愛的版本）

18 19 20 橋式，57～58頁（選擇你最愛的版本）

21 下背部畫圈運動，59頁

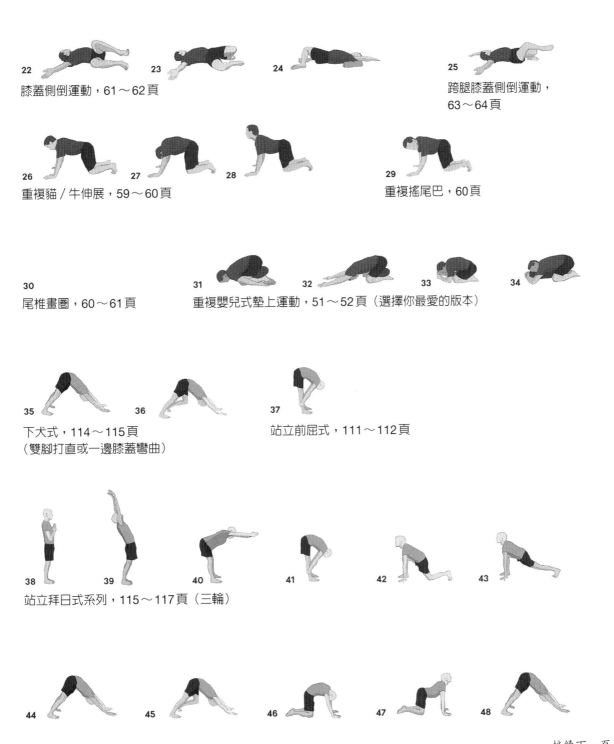

22 膝蓋側倒運動，61〜62頁

23

24

25 跨腿膝蓋側倒運動，63〜64頁

26 重複貓／牛伸展，59〜60頁

27

28

29 重複搖尾巴，60頁

30 尾椎畫圈，60〜61頁

31 重複嬰兒式墊上運動，51〜52頁（選擇你最愛的版本）

32

33

34

35 下犬式，114〜115頁（雙腳打直或一邊膝蓋彎曲）

36

37 站立前屈式，111〜112頁

38 站立拜日式系列，115〜117頁（三輪）

39

40

41

42

43

44

45

46

47

48

接續下一頁

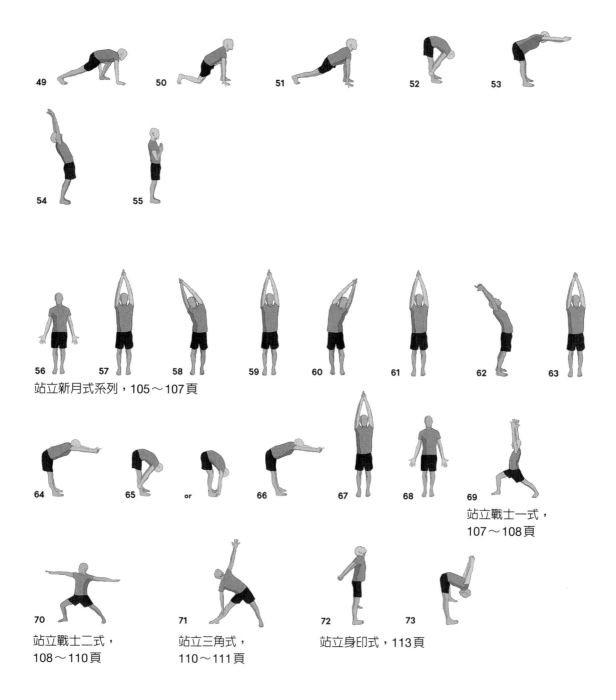

站立新月式系列，105～107頁

站立戰士一式，
107～108頁

站立戰士二式，
108～110頁

站立三角式，
110～111頁

站立身印式，113頁

74
重複站立前屈式，
111～112頁

 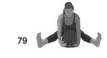 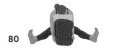

75　76　77
膝蓋向下扭轉（髖部連續伸展運動的最後一部分），67～68頁

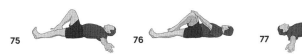

78　79　80
往前全彎墊上運動（用瑜伽帶或瑜伽枕），97頁

81　花時間自行做
　　一點伸展。

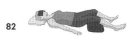

82
墊上大休息，136～138頁

椅上下背部連續動作

（這套動作需要兩張牢固的椅子）

1　全身掃描，134～135頁

2　坐姿腹式呼吸，
　　24～25頁

3　4　5　6
拱背與後彎椅上運動，73～74頁

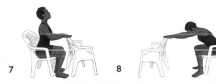

7　8
眼鏡蛇式／嬰兒式椅上運動，75～76頁

9　椅上抬腳運動，
　　76～77頁

10　坐式後彎椅上運動，
　　78頁

接續下一頁

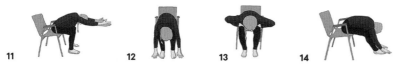

椅上坐立前屈式，127～129頁（全部都做或選擇其中一個版本）

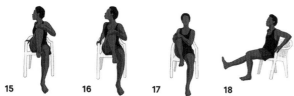

髖部連續伸展椅上運動，78～80頁

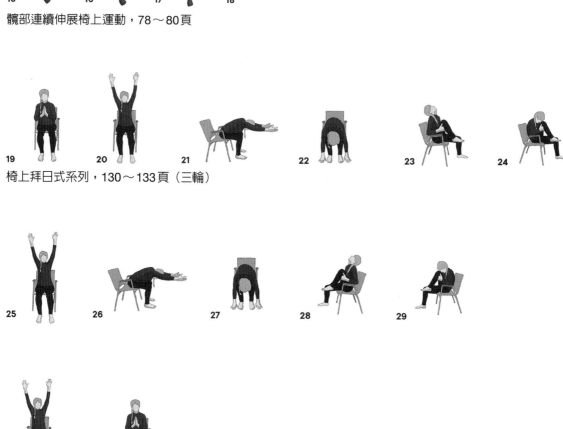

椅上拜日式系列，130～133頁（三輪）

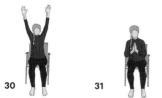

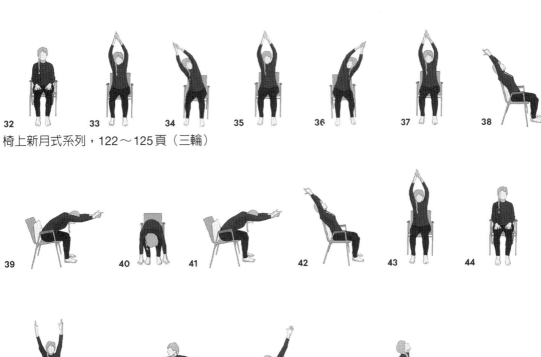

32　33　34　35　36　37　38

椅上新月式系列，122～125頁（三輪）

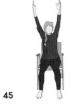 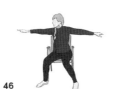 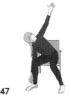

39　40　41　42　43　44

45　46　47　48　49

椅上戰士一式，
125頁

椅上戰士二式，
126頁

椅上三角式，
127頁

椅上身印式，129～130頁

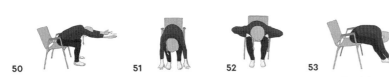

50　51　52　53

重複椅上坐立前屈式，127～129頁（全部都做或選擇其中一個版本）

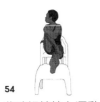 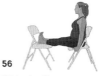 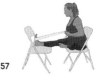

54　55　56　57

曲膝扭轉椅上運動，
82頁

椅上拉腳運動，
94頁

椅上木式，
88～89頁

雙椅往前半彎運動，
98～99頁

接續下一頁

58
雙椅往前全彎運動，
99頁

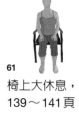

59
簡易脊椎扭轉椅上運動，
70～71頁（如有必要，
可將膝蓋側向一邊）

60 花時間自行
做一點伸展。

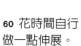

61
椅上大休息，
139～141頁

墊上髖部連續動作

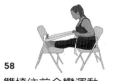

1
全身掃描，134～135頁

2
三段式深呼吸，26～27頁

3

4

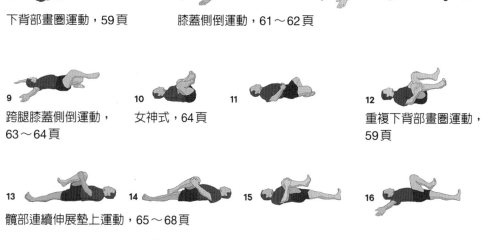

5
下背部畫圈運動，59頁

6
膝蓋側倒運動，61～62頁

7

8

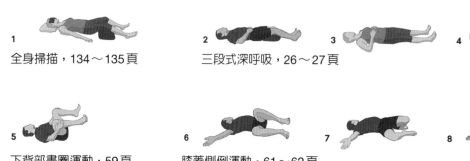

9
跨腿膝蓋側倒運動，
63～64頁

10
女神式，64頁

11

12
重複下背部畫圈運動，
59頁

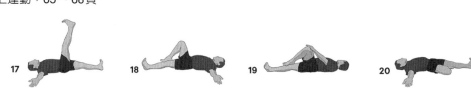

13
髖部連續伸展墊上運動，65～68頁

14

15

16

17

18

19

20

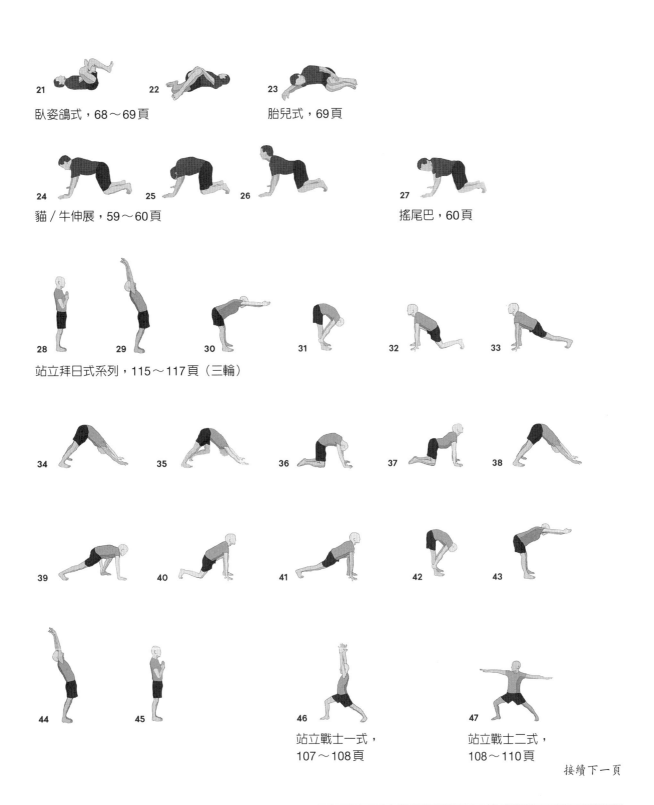

21
22
23
臥姿鴿式，68～69頁　　　　　　　胎兒式，69頁

24
25
26
27
貓／牛伸展，59～60頁　　　　　　搖尾巴，60頁

28
29
30
31
32
33
站立拜日式系列，115～117頁（三輪）

34
35
36
37
38

39
40
41
42
43

44
45
46
站立戰士一式，
107～108頁

47
站立戰士二式，
108～110頁

接續下一頁

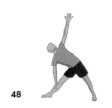

48

站立三角式，
110〜111頁

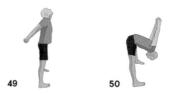

49　　　　　　　　**50**

站立身印式，113頁

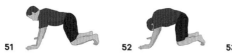

51　　　　**52**　　　　**53**

重複貓／牛伸展，59〜60頁

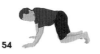

54

重複搖尾巴，60頁

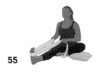

55

往前半彎墊上運動，
96頁

56　花時間自行做
　　一點伸展。

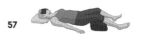

57

墊上大休息，136〜138頁

椅上髖部連續動作

（這套動作需要兩張牢固的椅子）

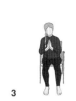 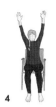

1 全身掃描，134～135頁　　**2** 三段式深呼吸，26～27頁

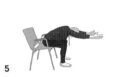

3　**4**　**5**　**6**　**7**　**8**

椅上拜日式系列，130～133頁（三輪）

 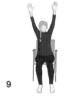 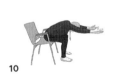

9　**10**　**11**　**12**　**13**

 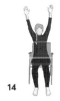 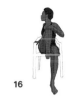 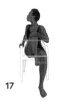

14　**15**　**16**　**17**　**18**　**19**

髖部連續伸展椅上運動，78～80頁

接續下一頁

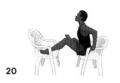

20 雙椅鴿式，80～81頁

21 **22** 曲膝扭轉椅上運動，82頁

23 膝蓋／髖部／足踝暖身運動，84頁

24 抱腿，85頁

25 曲膝畫圈，85頁

26 **27** 手肘膝蓋互壓椅上運動，91頁

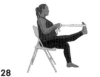

28 椅上拉腳運動，94頁

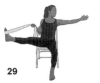

29 椅上側拉腳運動，95頁

30

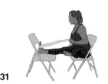

31 雙椅往前半彎運動，99頁

32 椅上鞋匠式，100頁

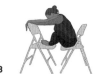

33 椅上延伸版鞋匠式，101頁

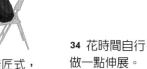

34 花時間自行做一點伸展。

35 椅上大休息，139～141頁

墊上腿部、膝蓋、足踝和足部連續動作

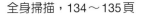
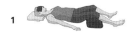
1
全身掃描，134～135頁

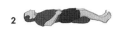
2
三段式深呼吸，26～27頁

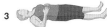
3

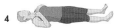
4

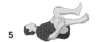
5
下背部畫圈運動，
59頁

6

7

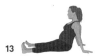
8
膝蓋側倒運動，61～62頁

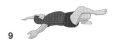
9
跨腿膝蓋側倒運動，
63～64頁

10
木式，88頁

11

12

13
足部伸展，89～90頁

14

15
等長壓腳運動，
90～91頁

16

17
手肘膝蓋互壓墊上運動，91頁

18

19

20
指壓法膝蓋強化運動，87～88頁

21

22
腿／足按摩，86頁

23
墊上鞋匠式，100頁

24
墊上延伸版鞋匠式，
101頁

接續下一頁

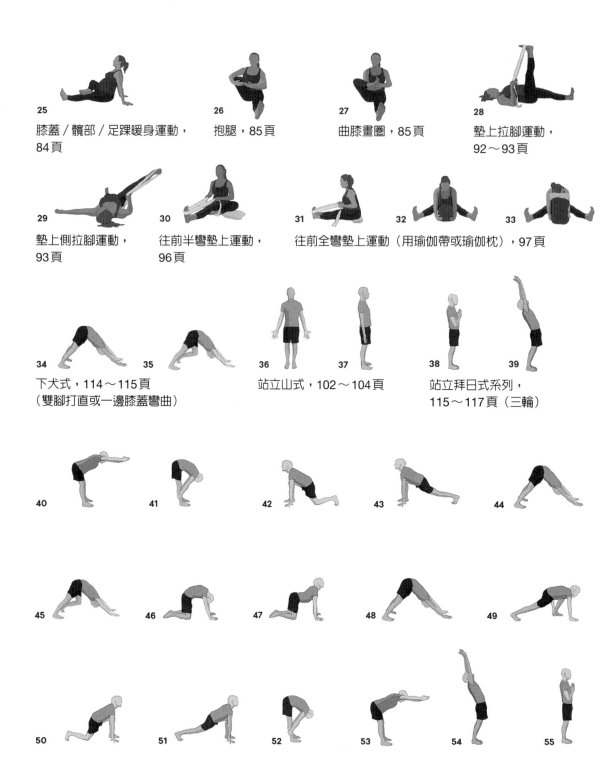

25
膝蓋／髖部／足踝暖身運動，
84頁

26
抱腿，85頁

27
曲膝畫圈，85頁

28
墊上拉腳運動，
92～93頁

29
墊上側拉腳運動，
93頁

30
往前半彎墊上運動，
96頁

31　**32**　**33**
往前全彎墊上運動（用瑜伽帶或瑜伽枕），97頁

34　　**35**
下犬式，114～115頁
（雙腳打直或一邊膝蓋彎曲）

36　**37**
站立山式，102～104頁

38　**39**
站立拜日式系列，
115～117頁（三輪）

40

41

42

43

44

45

46

47

48

49

50

51

52

53

54

55

56
站立戰士一式，
107～108頁

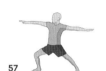

57
站立戰士二式，
108～110頁

58
站立身印式，
113頁

59

60
站立前屈式，
111～112頁

61
臥姿鴿式，68～69頁

62

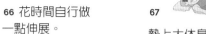

63
女神式，64頁

64

65
下背部畫圈運動，
59頁

66 花時間自行做
一點伸展。

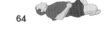

67
墊上大休息，136～138頁

椅上腿部、膝蓋、足踝和足部連續動作

（這套動作需要兩張牢固的椅子）

1
全身掃描，134～135頁

2
三段式深呼吸，
26～27頁

3
椅上抬腳運動，
76～77頁

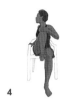

4

5
髖部連續伸展椅上運動，78～80頁

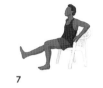

6

7

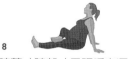

8
膝蓋／髖部／足踝暖身運動，
84頁

9

抱腿，85頁

10

曲膝畫圈，85頁

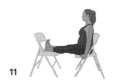

11

椅上木式，
88～89頁

12

足部伸展，89～90頁

13

14

15

16

等長壓腳運動，
90～91頁

17

18

手肘膝蓋互壓椅上運動，91頁

19

20

指壓法膝蓋強化運動，87～88頁

21

22

23

腿／足按摩，86頁

24

椅上拉腳運動，
94頁

25

椅上側拉腳運動，
95頁

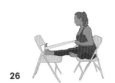

26

雙椅往前半彎運動，
98～99頁

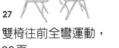

27

雙椅往前全彎運動，
99頁

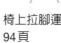

28

29

30

椅上拜日式系列，130～133頁（三輪）

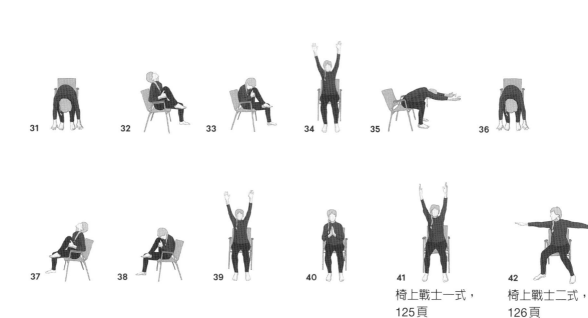

31   32   33   34   35   36

37   38   39   40

41 椅上戰士一式，
125頁

42 椅上戰士二式，
126頁

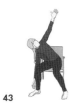

43 椅上三角式，
127頁

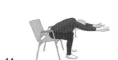

44   **45**   **46**   **47**

椅上坐立前屈式，128～129頁（全部都做或選擇其中一個版本）

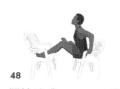

48 雙椅鴿式，80～81頁

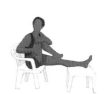

49   **50** 曲膝扭轉椅上運動，82頁

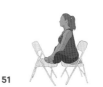

51 椅上鞋匠式，100頁

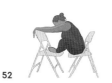

52 椅上延伸版鞋匠式，
101頁

53 花時間自行
做一點伸展。

54 椅上大休息，
139～141頁

謝詞

我想謝謝Josh Bartok，他是我在禪修上的良師益友，也是智慧出版社（Wisdom Publications）的編輯。在二〇〇九年，他打電話給我，建議我寫這本書。他說：「那會是一本寫起來輕鬆又有趣的書。」結果一寫之下，並不是一直都很輕鬆，但確實有趣，而且我很慶幸有機會把藏在我腦袋裡四十年的東西一傾而出。我要向智慧出版社的編輯Laura Cunningham獻上深深的感激，讓我保持在軌道上的同時，她總不吝給我指教、鼓勵與溫暖的話語。我也要為那些美麗的插圖，以及一遍遍向我們解釋如何把照片拍好的耐心（乃至於沒拍好時做出補救的專業），向Michelle Antonisse一鞠躬。

我十分感謝我的摯友Susie Patlove（禪修者及作家）、Ellen Kaufmann（物理治療師）和Eowyn Ahlstrom（禪修者／瑜伽修行者），在成書的不同階段，他們都讀過這本書，並且給我誠實而專業的建言。多年來，我從過去和現在的事業夥伴——Libby Volckening、Marilyn Mullen和Anna Meyer——身上得到了啟發、關愛與支持，我想對她們以及我在麻州格林菲爾德（Greenfield）綠河瑜伽中心（Green River Yoga Center）的學員聊表心意。我要向我的禪修老師——Josh Bartok, Melissa Blacker, James Ford和David Rynick——以及我摯愛的無限禪法僧團（Boundless Way Zen sangha）獻上敬意，他們教我如何以最好的方式帶領筋疲力竭的禪修者做溫和的瑜伽伸展。我也要向我所有的瑜伽老師致敬，尤其是Bonnie Bainbridge Cohen和 拉Lakshmi Voelker，她倆都准許我將她們的智慧融入這本書裡。

我很有福氣地擁有一大家族的親戚，他們一路上為我加油打氣，儘管過去幾年我花太多時間在電腦前，他們也只抱怨了一點點 ——Anna Erlbaum-Rumelt、Libby Erlbaum-Rumelt、Evan Becker、Mo Jones、Amy Rumelt、Paul Erlbaum、Rachael Grossman、Lynne Schachne、Susan Mailler、Dale Schwarz、Guillermo Cuellar、Karen Brandow、Linda Marchesani、Carol Drexler，以及我最特別的阿姨 Adele Kimowitz（一九一九～二○一二），是她在一九六五年帶我去上人生第一堂瑜伽課！

如果沒有諸位模特兒的慷慨與耐心，便不會有這本書的誕生——Kathi Batsis、Gary Newcomb、Ari Pliskin、Sojee Raymond，以及 Amy Rumelt（這裡的每位在書末都有簡歷介紹）。

我的先生和最好的朋友 Richard Rumelt 把拍照的工作做得無懈可擊，模特兒們的所有照片都是他拍的，他放棄剛退休的生活，忍受我、Laura 和 Michelle 對於如何把照片拍到最好的繁瑣要求。Richard 支持我做我最愛的事，支持了一輩子那麼久。我們一起把兩個無與倫比的女兒養大，現在又一起創造出這本書。我是那麼感激他給我的愛，以及我倆所能擁有的這份伴侶關係。

參考資料

英文／中文書目

《伸展聖經：30周年全新修訂版》作者：包柏‧安德森，天下文化出版，2011年

《正念瑜伽：結合佛法與瑜伽的身心雙修》作者：法蘭克‧裘德‧巴奇歐，橡樹林文化出版，2005年

Cappy, Peggy. *Yoga for All of Us*. New York: St. Martin's Griffin, 2006.

Cohen, Bonnie Bainbridge. *Sensing, Feeling, and Action*. 2nd ed. El Sobrante, CA: Birchfield Rose, 2008.

Friedman, Lenore, and Susan Moon. *Being Bodies: Buddhist Women on the Paradox of Embodiment*. Boston and New York: Shambhala, 1997.

Kerr, Meera Patricia. *Big Yoga, A Simple Guide for Bigger Bodies*. New York: Square One Publishers, 2010.

Lee, Cyndi. *Yoga Body, Buddha Mind*. New York: Riverhead Books, 2004.

Lincoln, Jerri. *Wheelchair Yoga*. Durango, CO: Ralston Store Publishing, 2012.

Noble, Elizabeth. *Essential Exercises for the Childbearing Year*. 4th ed. Harwich, MA: New Life Images, 2003.

Schaeffer, Rachel. *Yoga for Your Spiritual Muscles*. Wheaton, IL: Quest Books, 1998.

Schatz, Mary Pullig, MD. *Back Care Basics*. Berkeley, CA: Rodmell Press, 1992.

Schiffmann, Erich. *Yoga: The Spirit and Practice of Moving into Stillness*. New York: Pocket Books, 1996.

Cds/Dvds

For information about companion CDs for Sit with Less Pain: Gentle Yoga for Meditators and Everyone Else, please contact the author at jean.erlbaum@verizon.net or info@sitwithlesspain.com, www.sitwithlesspain.com

Anderson, Bob. Stretching. (DVD)

Cappy, Peggy. *Yoga for the Rest of Us with Peggy Cappy*. (DVD)

Cappy, Peggy. *Yoga for the Rest of Us—Back Care Basics*. (DVD)

Erlbaum, Jean. *Yoga for Relaxation*. (Two gentle yoga classes on CD)

Voelker, Lakshmi. *Single Chair Yoga, vol. 1*. (DVD)

Voelker, Lakshmi. *The Sitting Mountain Series Audio CD and Tutorial Booklet*.

英文網站

www.bodymindcentering.com (Bonnie Bainbridge Cohen information and resources)

www.getfitwhereyousit.com (Lakshmi Voelker's Chair Yoga)

www.peggycappy.net

www.sitwithlesspain.com (book information and companion CDs for Sit with Less Pain:Gentle Yoga for Meditators and Everyone Else)

www.yogaforrelaxation.org (Jean Erlbaum's classes and CDs)

本書參與者簡介

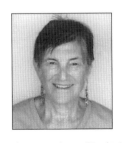

琴恩・厄爾邦
（Jean Erlbaum）

教育碩士（MS）、資深合格瑜伽老師（ERYT）、拉克什米・伏爾克椅子瑜伽老師（LVCYT），從一九六五年起研習瑜伽與打坐，自一九七二年開始教學。身為一位資深合格五百小時瑜伽老師（Experienced Registered 500-Hour Yoga Teacher），她領有各類瑜伽、靜坐及減壓課程的合格教師證照，研究禪學逾三十年，並於二〇一二年獲麻州格林菲爾德的無限禪法學校（Boundless Way Zen）聘為佛法老師。她在麻州的格林菲爾德和佛州的那不勒斯授課，並與她的先生Richard和兩隻臘腸犬Stella及Oscar住在那不勒斯。理查和琴恩有兩個女兒 —— Anna與Libby，她們則住在紐約市。更多關於琴恩以及她的課程和媒體資源的訊息，請見www.yogaforrelaxation.org或www.sitwithlesspain.com。

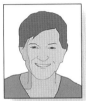

Michelle Antonisse

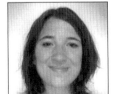

插畫家，住在洛杉磯的藝術家，也在當代藝術美術館（Museum of Contemporary Art）任教，之前的插畫作品包括 *Veggiyana: The Dharma of Cooking*（Wisdom Publications, 2011）。

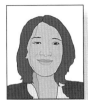

Kathi Batsis
（「站姿：椅上版」單元模特兒）

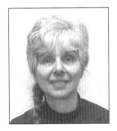

享受生活的退休人士，生活中充滿寫作、編織、太極、塗鴉、跳舞、唱歌，以及學法文。一九七五年，她從Richard Hittleman的書上自學瑜伽，現在則是琴恩・厄爾邦在麻州的格林菲爾德「五十以上瑜伽班」（Over 50 Yoga class）的一員。

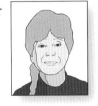

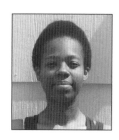

Mo Jones
（「人體中段：椅上版」單元模特兒）

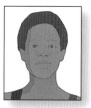

瑜伽新手。攝影和烹飪是她的熱忱所在。目前她在紐約市工作，擔任分區二廚的職位。

Gary Newcomb
（「人體中段」單元模特兒）

艾揚格瑜伽（Iyengar Yoga）的合格教師，來自麻州的格林菲爾德。他在田徑、武術和游泳方面活躍了三十五年，是一位充滿競爭力的運動員，也練瑜伽超過三十年了。

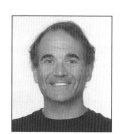

Ari Pliskin
（「站姿」單元模特兒）

瑜伽禪修者，愛在瑜伽墊上靈修，也愛在大街上靈修。在禪宗和平締造者協會（Zen Peacemakers）的贊助之下，他協助

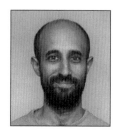

創辦並持續經營位於麻州格林菲爾德的「石湯咖啡館」（Stone Soup Café）──一個為所有人提供很棒的食物、音樂和友誼的非營利社區服務餐館。

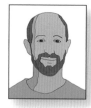

Sojee Raymond
（「腿部、膝蓋、足踝和足部」單元模特兒）

麻州格林菲爾德很受歡迎的按摩治療師。為本書擔任模特兒一個月之後，她美麗的女兒 Millena Tansy Strom 於二〇一二年十一月十八日誕生了。

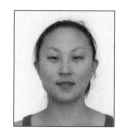

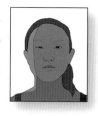

Amy Rumelt
（「上半身」單元模特兒）

歷經二十年教書以及擔任特教學校校長的生涯之後，最近剛退休。除了熱中練瑜伽，她也愛騎速克達，愛玩數位攝影，也愛坐在她位於佛州那不勒斯的新家游泳池畔讀一些神祕書籍。

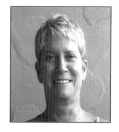

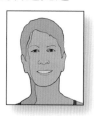

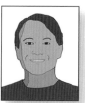

橡樹林文化 ❖❖ 衆生系列 ❖❖ 書目

JP0001	大寶法王傳奇	何謹◎著	200元
JP0002X	當和尚遇到鑽石（增訂版）	麥可‧羅區格西◎著	360元
JP0003X	尋找上師	陳念萱◎著	200元
JP0004	祈福DIY	蔡春娉◎著	250元
JP0006	遇見巴伽活佛	溫普林◎著	280元
JP0009	當吉他手遇見禪	菲利浦‧利夫‧須藤◎著	220元
JP0010	當牛仔褲遇見佛陀	蘇密‧隆敦◎著	250元
JP0011	心念的賽局	約瑟夫‧帕蘭特◎著	250元
JP0012	佛陀的女兒	艾美‧史密特◎著	220元
JP0013	師父笑呵呵	麻生佳花◎著	220元
JP0014	菜鳥沙彌變高僧	盛宗永興◎著	220元
JP0015	不要綁架自己	雪倫‧薩爾茲堡◎著	240元
JP0016	佛法帶著走	佛朗茲‧梅蓋弗◎著	220元
JP0018C	西藏心瑜伽	麥可‧羅區格西◎著	250元
JP0019	五智喇嘛彌伴傳奇	亞歷珊卓‧大衛—尼爾◎著	280元
JP0020	禪　兩刃相交	林谷芳◎著	260元
JP0021	正念瑜伽	法蘭克‧裘德‧巴奇歐◎著	399元
JP0022	原諒的禪修	傑克‧康菲爾德◎著	250元
JP0023	佛經語言初探	竺家寧◎著	280元
JP0024	達賴喇嘛禪思365	達賴喇嘛◎著	330元
JP0025	佛教一本通	蓋瑞‧賈許◎著	499元
JP0026	星際大戰‧佛部曲	馬修‧波特林◎著	250元
JP0027	全然接受這樣的我	塔拉‧布萊克◎著	330元
JP0028	寫給媽媽的佛法書	莎拉‧娜塔莉◎著	300元
JP0029	史上最大佛教護法—阿育王傳	德千汪莫◎著	230元
JP0030	我想知道什麼是佛法	圖丹‧卻淮◎著	280元
JP0031	優雅的離去	蘇希拉‧布萊克曼◎著	240元
JP0032	另一種關係	滿亞法師◎著	250元
JP0033	當禪師變成企業主	馬可‧雷瑟◎著	320元
JP0034	智慧81	偉恩‧戴爾博士◎著	380元
JP0035	覺悟之眼看起落人生	金菩提禪師◎著	260元
JP0036	貓咪塔羅算自己	陳念萱◎著	520元
JP0037	聲音的治療力量	詹姆斯‧唐傑婁◎著	280元
JP0038	手術刀與靈魂	艾倫‧翰彌頓◎著	320元
JP0039	作為上師的妻子	黛安娜‧J‧木克坡◎著	450元
JP0040	狐狸與白兔道晚安之處	庫特‧約斯特勒◎著	280元

JP0080	當和尚遇到鑽石3	麥可・羅區格西◎著	400元
JP0081	AKASH阿喀許靜心100	AKASH阿喀許◎著	400元
JP0082	世上是不是有神仙：生命與疾病的真相	樊馨蔓◎著	300元
JP0083	生命不僅僅如此—辟穀記（上）	樊馨蔓◎著	320元
JP0084	生命可以如此—辟穀記（下）	樊馨蔓◎著	420元
JP0085	讓情緒自由	茱迪斯・歐洛芙◎著	420元
JP0086	別癌無恙	李九如◎著	360元
JP0087	甚麼樣的業力輪迴，造就現在的你	芭芭拉・馬丁&狄米崔・莫瑞提斯◎著	420元
JP0088	我也有聰明數學腦：15堂課激發被隱藏的競爭力	盧采嫻◎著	280元
JP0089	與動物朋友心傳心	羅西娜・瑪利亞・阿爾克蒂◎著	320元
JP0090	法國清新舒壓著色畫50：繽紛花園	伊莎貝爾・熱志－梅納&紀絲蘭・史朵哈&克萊兒・摩荷爾－法帝歐◎著	350元
JP0091	法國清新舒壓著色畫50：療癒曼陀羅	伊莎貝爾・熱志－梅納&紀絲蘭・史朵哈&克萊兒・摩荷爾－法帝歐◎著	350元
JP0092	風是我的母親	熊心、茉莉・拉肯◎著	350元
JP0093	法國清新舒壓著色畫50：幸福懷舊	伊莎貝爾・熱志－梅納&紀絲蘭・史朵哈&克萊兒・摩荷爾－法帝歐◎著	350元
JP0094	走過倉央嘉措的傳奇：尋訪六世達賴喇嘛的童年和晚年，解開情詩活佛的生死之謎	邱常梵◎著	450元
JP0095	【當和尚遇到鑽石4】愛的業力法則：西藏的古老智慧，讓愛情心想事成	麥可・羅區格西◎著	450元
JP0096	媽媽的公主病：活在母親陰影中的女兒，如何走出自我？	凱莉爾・麥克布萊德博士◎著	380元
JP0097	法國清新舒壓著色畫50：璀璨伊斯蘭	伊莎貝爾・熱志－梅納&紀絲蘭・史朵哈&克萊兒・摩荷爾－法帝歐◎著	350元
JP0098	最美好的都在此刻：53個創意、幽默、找回微笑生活的正念練習	珍・邱禪・貝斯醫生◎著	350元
JP0099	愛，從呼吸開始吧！回到當下、讓心輕安的禪修之道	釋果峻◎著	300元
JP0100	能量曼陀羅：彩繪內在寧靜小宇宙	保羅・霍伊斯坦、狄蒂・羅恩◎著	380元
JP0101	爸媽何必太正經！幽默溝通，讓孩子正向、積極、有力量	南琦◎著	300元
JP0102	舍利子，是甚麼？	洪宏◎著	320元
JP0103	我隨上師轉山：蓮師聖地溯源朝聖	邱常梵◎著	460元
JP0104	光之手：人體能量場療癒全書	芭芭拉・安・布藍能◎著	899元
JP0105	在悲傷中還有光：失去珍愛的人事物，找回重新連結的希望	尾角光美◎著	300元
JP0106	法國清新舒壓著色畫45：海底嘉年華	小姐們◎著	360元
JP0108	用「自主學習」來翻轉教育！沒有課表、沒有分數的瑟谷學校	丹尼爾・格林伯格◎著	300元
JP0109	Soppy愛賴在一起	菲莉帕・賴斯◎著	300元
JP0110	我嫁到不丹的幸福生活：一段愛與冒險的故事	琳達・黎明◎著	350元
JP0111	TTouch®神奇的毛小孩按摩術——狗狗篇	琳達・泰林頓瓊斯博士◎著	320元
JP0112	戀瑜伽・愛素食：覺醒，從愛與不傷害開始	莎朗・嘉儂◎著	320元
JP0113	TTouch®神奇的毛小孩按摩術——貓貓篇	琳達・泰林頓瓊斯博士◎著	320元
JP0114	給禪修者與久坐者的痠痛舒緩瑜伽	琴恩・厄爾邦◎著	380元
JP0115	純植物・全食物：超過百道零壓力蔬食食譜，找回美好食物真滋味，心情、氣色閃亮亮	安潔拉・立頓◎著	680元

Published by agreement with Wisdom Publications through the Chinese Connection Agency, a division of The Yao Enterprises, LLC.

眾生系列　JP0114

給禪修者與久坐者的痠痛舒緩瑜伽
Sit With Less Pain : Gentle Yoga for Meditators and Everyone Else

作　　　者／琴恩・厄爾邦 Jean Erlbaum
譯　　　者／賴許刈
責 任 編 輯／曹　華
業　　　務／顏宏紋

總　編　輯／張嘉芳
出　　　版／橡樹林文化
　　　　　　城邦文化事業股份有限公司
　　　　　　104台北市民生東路二段141號5樓
　　　　　　電話：(02)2500-7696　傳眞：(02)2500-1951
發　　　行／英屬蓋曼群島商家庭傳媒股份有限公司城邦分公司
　　　　　　104台北市中山區民生東路二段141號2樓
　　　　　　客服服務專線：(02)25007718；25001991
　　　　　　24小時傳眞專線：(02)25001990；25001991
　　　　　　服務時間：週一至週五上午09:30～12:00；下午13:30～17:00
　　　　　　劃撥帳號：19863813　戶名：書虫股份有限公司
　　　　　　讀者服務信箱：service@readingclub.com.tw
香港發行所／城邦（香港）出版集團有限公司
　　　　　　香港灣仔駱克道193號東超商業中心1樓
　　　　　　電話：(852)25086231　傳眞：(852)25789337
馬新發行所／城邦（馬新）出版集團【Cité (M) Sdn.Bhd. (458372 U)】
　　　　　　41, Jalan Radin Anum, Bandar Baru Sri Petaling,
　　　　　　57000 Kuala Lumpur, Malaysia.
　　　　　　電話：(603) 90578822　傳眞：(603) 90576622
　　　　　　Email：cite@cite.com.my

封面設計／周家瑤
內文排版／歐陽碧智
印　　刷／韋懋實業有限公司

初版一刷／2016年6月
ISBN／978-986-5613-19-8
定價／380元

城邦讀書花園
www.cite.com.tw

版權所有・翻印必究（Printed in Taiwan）
缺頁或破損請寄回更換

國家圖書館出版品預行編目（CIP）資料

給禪修者與久坐者的痠痛舒緩瑜伽／琴恩・厄
爾邦（Jean Erlbaum）著；賴許刈譯. -- 初
版. -- 臺北市：橡樹林文化，城邦文化出
版：家庭傳媒城邦分公司發行，2016.06
　面；　公分. --（眾生系列；JP0114）
譯自：Sit with less pain : gentle yoga for
meditators and everyone else
ISBN 978-986-5613-19-8（平裝）

1.瑜伽　2.疼痛　3.心身醫學

411.15　　　　　　　　　　105008510

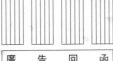
104 台北市中山區民生東路二段 141 號 5 樓

城邦文化事業股份有限公司
橡樹林出版事業部　收

請沿虛線剪下對折裝訂寄回，謝謝！

橡 樹 林

書名：給禪修者與久坐者的痠痛舒緩瑜伽　書號：JP0114

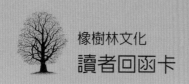

橡樹林文化
讀者回函卡

感謝您對橡樹林出版社之支持，請將您的建議提供給我們參考與改進；請別忘了給我們一些鼓勵，我們會更加努力，出版好書與您結緣。

姓名：＿＿＿＿＿＿＿＿＿＿　□女　□男　　生日：西元＿＿＿＿＿年

Email：＿＿＿＿＿＿＿＿＿＿＿＿＿＿＿＿＿＿＿＿＿＿＿＿

●您從何處知道此書？

　□書店　□書訊　□書評　□報紙　□廣播　□網路　□廣告 DM　□親友介紹

　□橡樹林電子報　□其他＿＿＿＿＿＿＿＿＿

●您以何種方式購買本書？

　□誠品書店　□誠品網路書店　□金石堂書店　□金石堂網路書店

　□博客來網路書店　□其他＿＿＿＿＿＿＿＿

●您希望我們未來出版哪一種主題的書？（可複選）

　□佛法生活應用　□教理　□實修法門介紹　□大師開示　□大師傳記

　□佛教圖解百科　□其他＿＿＿＿＿＿＿＿

●您對本書的建議：

＿＿＿＿＿＿＿＿＿＿＿＿＿＿＿＿＿＿＿＿＿＿＿＿＿＿＿＿＿＿

＿＿＿＿＿＿＿＿＿＿＿＿＿＿＿＿＿＿＿＿＿＿＿＿＿＿＿＿＿＿

＿＿＿＿＿＿＿＿＿＿＿＿＿＿＿＿＿＿＿＿＿＿＿＿＿＿＿＿＿＿

＿＿＿＿＿＿＿＿＿＿＿＿＿＿＿＿＿＿＿＿＿＿＿＿＿＿＿＿＿＿

＿＿＿＿＿＿＿＿＿＿＿＿＿＿＿＿＿＿＿＿＿＿＿＿＿＿＿＿＿＿